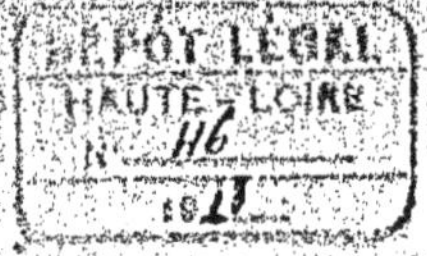

XXIIIe CONGRÈS
DES
MÉDECINS ALIÉNISTES ET NEUROLOGISTES DE FRANCE
ET DES PAYS DE LANGUE FRANÇAISE

SESSION DU PUY — AOUT 1913

LES TROUBLES DU MOUVEMENT DANS LA DÉMENCE PRÉCOCE

PAR LE DOCTEUR
Lucien LAGRIFFE (D'AUXERRE)
ANCIEN CHEF DE CLINIQUE
DES MALADIES MENTALES A LA FACULTÉ DE MÉDECINE DE TOULOUSE
MÉDECIN DES ASILES PUBLICS D'ALIÉNÉS

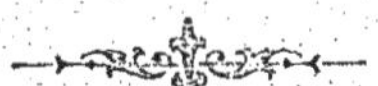

MASSON et Cie, Éditeurs
LIBRAIRES DE L'ACADÉMIE DE MÉDECINE
120, BOULEVARD SAINT-GERMAIN, (VIe)
PARIS
1913

LES TROUBLES DU MOUVEMENT

DANS LA DÉMENCE PRÉCOCE

XXIIIe CONGRÈS
DES
MÉDECINS ALIÉNISTES ET NEUROLOGISTES DE FRANCE
ET DES PAYS DE LANGUE FRANÇAISE

SESSION DU PUY — AOUT 1913

LES TROUBLES DU MOUVEMENT DANS LA DÉMENCE PRÉCOCE

PAR LE DOCTEUR
Lucien LAGRIFFE (D'AUXERRE)
ANCIEN CHEF DE CLINIQUE
DES MALADIES MENTALES A LA FACULTÉ DE MÉDECINE DE TOULOUSE
MÉDECIN DES ASILES PUBLICS D'ALIÉNÉS

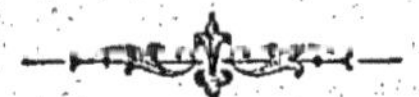

MASSON et Cie, Éditeurs
LIBRAIRES DE L'ACADÉMIE DE MÉDECINE
120, BOULEVARD SAINT-GERMAIN, (VIe)
PARIS

1913

LES TROUBLES DU MOUVEMENT

DANS LA DÉMENCE PRÉCOCE

ÉTUDE CLINIQUE ET EXPÉRIMENTALE

INTRODUCTION

> « Il vaut mieux avouer notre ignorance que de la déguiser derrière des semblants d'explication. »
>
> MAREY.

Les phénomènes les plus directement observables de l'organisme se manifestent dans ses relations avec le monde extérieur. Pa[illegible]lièrement dans l'état de maladie, ces phénomènes p[illegible]ne importance et une signification majeures parce q[illegible]sentent à nous avec une fixité et une rigueur que les [illegible] la bio-physiologie rendent, pour ainsi dire, immuabl[illegible] La médecine n'est devenue véritablement une science que le jour où l'étude des signes physiques a pris le pas sur la recherche des explications métaphysiques et où l'on a compris que, suivant le mot de Renan, « les généralités ne sont rendues possibles que par les études les plus minutieuses » (1).

(1) E. Renan, *Dialogues et fragments philosophiques*. Paris, Calmann-Lévy, 1880.

Aussi, malgré le discrédit dans lequel la première moitié du XIXe siècle a fini par ensevelir ses idées et dont ne l'ont pu tirer même les géniales découvertes de Cl. Bernard, son incontestable continuateur, Broussais restera le grand initiateur de la bio-pathologie ; le premier, en effet, il aperçut l'intérêt qu'il y a à ramener les maladies aux fonctions des organes (1).

La matière organisée est, par elle-même, dépourvue de toute spontanéité ; mais elle est irritable et elle ne manifeste ses propriétés que lorsque, placée dans un milieu adéquat, des irritants spéciaux lui donnent l'occasion de réagir (2). Dans les conditions ordinaires de la vie, avec une structure normale des tissus et des organes, et en présence des irritants ordinaires, les réactions présentent des caractères qui nous sont connus et elles obéissent aux lois de la physiologie; mais lorsque la structure de ces organes et de ces tissus est modifiée, lorsque, aussi, les irritants changent de nature ou de caractères, les réactions organiques prennent des allures inhabituelles qui, elles aussi, répondent bien à des lois, mais à des lois qui ne sont plus les lois de la physiologie normale, mais celles de la physiologie pathologique.

La connaissance que la physique et la chimie nous donnent de la structure et des propriétés des différents tissus et de la nature des irritants qui leur sont propres, permet de regarder les réactions vitales comme étant de nature purement organique et de rejeter toute conception vitaliste. Cela est si vrai que tous les grands progrès en physiologie sont précédés de découvertes anatomiques et que, pour les expliquer, la physiologie a besoin de connaître les structures ; c'est la physiologie qui, comme dit M. Marey, rend intelligibles les phénomènes et à l'égard de ceux qui ne peuvent être expliqués par elle, « il vaut mieux avouer notre ignorance que de la déguiser derrière des semblants d'explication » (3).

Voilà pourquoi, malgré leur très grande valeur, les signes subjectifs des maladies doivent, à un certain moment, s'effacer devant les signes objectifs dont ils ne peuvent avoir ni la fixité,

(1) Broussais, *De la fièvre hectique*, thèse de Paris, an XI.

(2) Cl. Bernard, *Leçons sur les phénomènes de la vie communs aux animaux et aux végétaux*. Paris, Baillière, 1878.

(3) Marey, *Du mouvement dans les fonctions de la vie*, 3me leçon. Paris, 1868.

ni la rigueur; ces signes subjectifs, en effet, traduisent l'impression personnelle des individus, ils ne vont pas sans une tentative d'explication et de localisation qui est souvent particulièrement trompeuse. Les signes objectifs, au contraire, sont l'extériorisation de phénomènes physiques ou chimiques brutaux, ils sont immuables dans leur forme et dans leurs caractères, ils permettent seuls de définir la maladie, de lui assigner la place qui lui convient dans le cadre de la nosographie et d'en apercevoir les causes prochaines.

Ces considérations s'appliquent aux maladies du cerveau comme elles s'appliquent aux maladies des autres organes et c'est sous leur influence que la pathologie cérébrale a réalisé, dans la deuxième moitié du XIXe siècle, les progrès immenses que l'on sait. Les maladies mentales, qui ne sont qu'un chapitre de la pathologie cérébrale, ne sauraient y échapper; c'est seulement par les signes extérieurs au sujet que l'on parvient à se faire une idée plus ou moins précaire de sa conscience. Malgré toutes les difficultés que l'étude des phénomènes objectifs y présente, la valeur intrinsèque de ceux-ci ne saurait être niée. Là, plus qu'ailleurs, les renseignements fournis par le malade lui-même, du fait même qu'ils échappent souvent à tout contrôle, puisqu'aussi bien primitivement ils s'affranchissent déjà de celui de la raison, demeurent suspects; aussi ont-ils besoin, pour acquérir tout ou partie de leur valeur, d'être traduits par le médecin lui-même qui leur attribue, en les classant, leur signification symptomatique. Mais à côté des signes fournis par l'enquête psychologique à laquelle on soumet le malade, il en existe, au moins souvent, d'autres dont l'objectivité est, si l'on peut ainsi s'exprimer, plus grande encore; ce sont ceux qui sont fournis par l'examen physique et qui, eux, n'ont plus besoin d'être traduits; ils sont indépendants de l'appréciation personnelle de l'observateur et du sujet et si, dans un certain sens, ils peuvent faire l'objet d'hypothèses, celles-ci ne sauraient s'appliquer qu'à leurs causes ou à leur signification. C'est artificiellement et arbitrairement que les maladies psychiques sont séparées des autres maladies cérébrales; si les troubles psychiques y sont prédominants cela ne veut pas dire qu'ils constituent à eux seuls toute la maladie et si nous ne sommes pas encore autorisés à dire qu'il existe des signes physiques dans toutes les maladies mentales, du moins pouvons-nous avoir la certitude que personne ne peut affirmer qu'il n'en existe pas et pouvons-nous caresser l'espoir que le jour où on les recherchera systématiquement on en rencontrera sans doute.

C'est là, d'ailleurs, un sens dans lequel, depuis plusieurs années, commence à s'orienter l'étude des maladies mentales et c'est, jusqu'ici, la forme qui a été décrite sous le nom de démence précoce qui en a surtout bénéficié. Cette circonstance n'est pas fortuite ; elle a des causes que nous exposerons plus loin. Parmi les signes physiques qui lui ont été attribués, ceux qui ressortissent à la vie de relation sont les plus importants, et le moment nous semble particulièrement bien choisi d'étudier, dans une vue d'ensemble, les troubles du mouvement dans la démence précoce.

PRÉLIMINAIRES

DE LA DÉMENCE PRÉCOCE

Avant d'exposer les faits qui font l'objet de ce travail, peut-être ne serait-il pas inutile de délimiter le cadre de la démence précoce.

Cette affection ou, si l'on veut, ce syndrome a eu une étrange fortune : introduite en médecine mentale et dans sa forme actuelle, du moins presque actuelle, par Kraepelin, je ne dirai pas timidement, mais avec une certaine défiance et presque à titre d'hypothèse, elle a été adoptée immédiatement comme une conquête nouvelle et définitive par la presque totalité de l'école italienne et par un nombre assez important d'aliénistes français. Ces derniers ont apporté dans leur adoption cette chaleur et cet enthousiasme que l'on réserve ordinairement aux enfants prodigues ; ceux-là ont permis de vérifier encore une fois la rigueur d'un axiome émis par Anatole France : « Il est rare qu'un maître appartienne autant que ses élèves à l'école qu'il a fondée ».

Cependant nous croyons inutile de nous astreindre à une délimitation dont le premier effet serait de rouvrir des querelles déjà anciennes dont l'arbitrage est difficile comme nous le verrons et pourquoi à la fin de cette étude. Rapporteur impartial d'une question et chargé d'un travail qui doit servir de base à une discussion, il ne nous appartient pas de n'être, en cette occurrence, que le premier des « disputeurs ». Notre rôle doit se borner à une exposition de faits assez large pour que tous, aussi bien ceux qui croient sans restriction, que ceux qui ne croient qu'en partie et ceux qui ne croient pas du tout, puissent prendre une part, non restreinte par le rapporteur lui-même, à la discussion qui va s'ouvrir.

La démence précoce telle que nous l'entendrons ici sera celle sur laquelle il a été tant écrit dans la plus belle époque kraepelinienne, celle qui comporte les divisions si claires en démence hébéphrénique, démence catatonique et démence paranoïde. Aussi ceux qui n'admettent que des confusions mentales, ceux qui conservent leur foi aux bouffées délirantes et aux délires polymorphes des dégénérés, ceux enfin qui n'ont pas rayé du cadre nosographique les délires systématisés pourront, comme les autres, dire leur mot.

D'ailleurs, il n'est sans doute pas mauvais qu'une fois encore soit remise en discussion la place de la démence précoce en pathologie mentale. La doctrine de Kraepelin, en effet, est peut-être trop séduisante ; il a paru à un certain moment qu'elle était de nature à simplifier étrangement la nosographie des maladies mentales en facilitant outre mesure le diagnostic : elle était parvenue à englober peu à peu la majeure partie de ce que nos illustres prédécesseurs considéraient comme des entités morbides et, tout récemment encore, avec les arrêts de développement, la paralysie générale, la maniaco-dépressive et les états d'involution elle tendait à résumer toute la pathologie mentale. Mais il est de règle que toute idée nouvelle subisse une évolution ; on devait donc prévoir que, pour ne pas manquer à cette loi, la courbe de la démence précoce, après une ascension représentant le démembrement et l'absorption de nos anciens cadres et ce fastigium qui représente la limite de toutes les choses humaines, allait s'infléchir quelque peu ; il paraît même que la descente est plus rapide qu'il n'était à prévoir et, qu'après avoir connu la majesté et un peu pratiqué la tyrannie des notions que l'on croit indiscutables, la démence précoce accuse une certaine tendance à reprendre le rang modeste que lui assignèrent les vieux maîtres français.

L'époque où cette destinée de la démence précoce semble devoir s'accomplir appelle un rapprochement qui est d'un grand enseignement. Dans un fort petit nombre d'années, il y aura cent ans que Bayle a commencé ces travaux qui ont abouti à l'autonomie de la paralysie générale et depuis près d'un siècle cette autonomie, appuyée fortement sur les travaux de l'école française, reste entière : elle a subi, victorieusement, l'épreuve du temps. Or, il est incontestable qu'on a cherché à faire de la démence précoce comme la paralysie générale de la fin du siècle dernier. Ceci n'est pas un paradoxe, on a dit : l'enfance a l'idiotie, l'adolescence a la démence précoce, l'âge mûr a la paralysie générale et la vieillesse a la démence sénile. Mais le rapprochement plus précis de la démence précoce et de la paralysie générale a été fait : il se fait jour, déjà, dans l'article qu'en 1901 M. Sérieux lui consacrait (1) à propos de l'évolution des idées touchant la démence précoce, « dont l'histoire », disait-il, « rappelle presque trait pour trait celle de la paralysie générale », il devient enfin une affirmation, en 1910, sous la plume de M. Marie (2).

Il n'y a pas lieu de penser, ou, du moins, nous ne croyons pas qu'il soit sage de penser que l'avenir qui, dans la science, est un critique souvent terrible, justifie une telle comparaison. Il n'est pas vraisemblable que nous soyons en mesure de léguer à nos successeurs, sous la forme d'une démence précoce, une notion aussi précise que celle que nous avons reçue sous le nom de paralysie générale. Mais la science française n'y perdra pas : elle pourra y puiser une leçon qui lui rappellera combien il est parfois imprudent de recevoir sans contrôle et avec un enthousiasme que n'y mirent pas leurs auteurs les notions que l'étranger nous envoie sous forme d'hypothèses et que nous prenons pour des réalités. Aussi bien, le juste milieu d'Aristote doit-il rester la marque la plus éminente de notre caractère français ; il est incontestable que, des notions kraepeliniennes, et en dehors de la leçon dont nous parlions tout à l'heure, il restera quelque chose et que seules sont vouées à un complet oubli les exagérations de ces disciples dont parle A. France qui ont fait écrire de ces choses troublantes comme ce paragraphe que nous tirons d'une monographie récente : « On rencontre ces déments précoces à affaiblissement mental léger soit parmi les « excentriques » et les « originaux », soit parmi les neurasthéniques, les hystériques, les épileptiques, etc., qui ont usé tout l'arsenal thérapeutique et ont fait maintes fois le désespoir des spécialistes ».

(1) P. Sérieux, La démence précoce, *Gazette hebdomadaire de médecine et chirurgie*, 10 mars 1901.
(2) A. Marie, *La démence*, Paris, Doin, 1906.

Quoiqu'il en soit, cette hantise de la démence précoce, pendant de la paralysie générale, se retrouve dans les descriptions de la démence précoce, qui semblent copiées sur elle; dans l'acharnement avec lequel on a fouillé son étiologie et avec lequel on a recherché ses symptômes physiques. C'est pourquoi l'étude des troubles du mouvement dans la démence précoce revêt une importance toute particulière. L'étude psychologique de cette affection a déjà été poussée fort loin, mais elle n'est qu'un des aspects, peut-être le moins important, de la pathologie mentale, surtout lorsqu'il s'agit d'affections dont on croit pouvoir soupçonner le caractère nettement matériel; les signes physiques, en effet, sont seuls susceptibles, lorsque leur constance a été reconnue, de fixer les limites et la place exacte d'une maladie. La psychologie de la démence précoce, nous montre qu'aucune de ses modalités psychiques ne lui est spéciale et que l'association même de ces modalités est ondoyante et diverse; par conséquent la psychologie ne peut à elle seule servir à la caractériser et à la définir. Si donc, d'autre part, l'étude des signes physiques ne nous permet pas, non plus, d'assigner à la démence précoce un cadre théoriquement immuable, nous serons fondés à dire que la démence précoce n'est pas à proprement parler une affection autonome; qu'elle est simplement constituée par un ensemble de signes qui, sur le fonds commun de toutes les maladies mentales, fait de dégénérescence héréditaire ou acquise, se combinent de façons diverses, suivant, évidemment, de grandes lignes, mais qui traduisent beaucoup plus l'orientation du terrain qu'une localisation hypothétique que l'anatomie pathologique n'aura pas été en mesure de nous fournir.

D'ailleurs, l'intérêt que peut présenter l'étude des troubles moteurs n'est pas spécial à la démence précoce; cet intérêt se retrouve dans tous les chapitres de la médecine mentale; de quelque manière et dans quelque sens que ce soit, la motilité est toujours affectée dans la folie et c'est, comme l'a dit Ch. Féré (1), l'affaiblissement qui frappe le plus. Ce sont ces troubles de la motilité qui donnent aux aliénés leur aspect,

(1) Ch. Féré, Les troubles de l'intelligence, in *Traité de pathologie générale* de Ch. Bouchard, tome VI, Paris, Masson, 1903.

leur physionomie et leur facies spécial; ils prêtent à leur mimique et à leurs attitudes des allures véritablement pathognomoniques.

Ce travail sera divisé en deux parties : dans une première partie nous étudierons les troubles du mouvement au point de vue clinique, sans nous préoccuper outre mesure de leur signification et de leur origine. Dans une deuxième partie, au contraire, nous nous préoccuperons du fonctionnement pour ainsi dire premier des divers éléments qui concourent à assurer les phénomènes de la vie de relation, en faisant la physiologie pathologique des muscles dans les diverses formes de la démence précoce. Nous serons ainsi en mesure, lorsque cette tâche sera accomplie et que nous aurons pu confronter les résultats fournis par la clinique d'abord, par la physiologie ensuite, de dire quelle est la nature exacte des troubles observés, s'ils sont de nature organique ou de nature fonctionnelle et nous pourrons alors évaluer leur importance dans le cadre de la démence précoce.

PREMIÈRE PARTIE

ÉTUDE CLINIQUE DES TROUBLES DU MOUVEMENT

I. CLASSIFICATION

Avant d'aborder leur étude particulière, il est essentiel de classer aussi méthodiquement qu'il sera possible les différents troubles du mouvement dont il va être question ici. Une classification basée sur les divisions cliniques de la démence précoce elle-même semblerait la plus logique; mais elle nous exposerait à des redites parce que la plupart des troubles moteurs que l'on rencontre dans la démence précoce s'observent aussi bien dans l'une que dans l'autre de ses formes. Il nous paraît donc préférable d'emprunter les grandes lignes de cette classification à la physiologie pathologique et de distinguer d'abord : les troubles qui intéressent la vie de relation consciente (A) de ceux qui intéressent la vie de relation subconsciente ou inconsciente (B). Parmi les premiers, certains ne sont pas, par eux-mêmes, des troubles fonctionnels (sans préjuger de leur nature organique ou non), mais ils empruntent la fonction motrice pour se traduire à l'extérieur (a) : ce sont par exemple les troubles de la mimique, de l'attitude, de la marche, etc. ; les autres, au contraire, traduisent des troubles de la fonction, ils n'appartiennent en propre, *a priori*, ni à la démence précoce, ni à la pathologie mentale, mais à la neuropathologie : ce sont les paralysies, les tics, les contractures, les chorées, etc, (b).

A. Troubles de la vie de relation consciente.

a) Troubles de l'expression :

Mimique : expression émotionnelle (grimaces, pleurs et rires) ; langage parlé, langage écrit (maniérisme, automatisme, suggestibilité, stéréotypie, négativisme).

Attitude : équilibre (vertiges), déviations, suggestibilité, stéréotypie.

Gestes et marche : coordination (ataxie), maniérisme, automatisme (excitation, fugues, impulsivité), suggestibilité, stéréotypie, négativisme.

b) Troubles fonctionnels :

Paralysies.
Atrophies.
Troubles de la contraction musculaire : tremblements, athétose, chorée et spasmes fonctionnels, tics, convulsions, contractures, tétanie, catalepsie.

B. Troubles de la vie de relation inconsciente ou subconsciente.

Mouvements respiratoires.

Mouvements du tube digestif.

II. TROUBLES DE L'EXPRESSION MIMIQUE

MIMIQUE. — Les troubles de la mimique se traduisent surtout par des grimaces et, dans l'expression émotionnelle, par des crises de pleurs et de rire.

Tous les auteurs attribuent ces dernières crises à la période d'invasion de la maladie. Cette proposition ne nous paraît pas être absolument exacte, du moins pour les crises de rire. Seules, en effet, les crises de larmes sont précoces et elles le sont tellement qu'on ne les observe pour ainsi dire jamais dans le milieu manicomial où les malades ne pénètrent qu'à un stade déjà assez avancé de leur maladie. Elles ne sont donc généralement connues du médecin qu'au moment de l'enquête anamnestique; de plus elles ne sont guère signalées que chez les déments précoces du sexe féminin, sont très probablement en rapport avec cet état général mal déterminé de malaise et de dépression qui caractérise si souvent la période prodromique de la maladie; ce sont elles qui donnent, dans bien des cas, à l'entourage cette illusion que la maladie mentale qu'elles annoncent reconnaît pour cause prochaine le chagrin. On ne les observe guère que chez les déments paranoïdes, quelquefois chez les hébéphréniques; elles sont rares chez les catatoniques.

Les crises de rire, au contraire, appartiennent à une période plus avancée de la maladie que la période d'invasion; elles s'observent surtout chez les hébéphréniques, plus particulièrement après la période aigüe d'agitation et chez les déments catatoniques pendant le stade d'hypocatatonie. Cependant, on a pu les signaler dans la catatonie confirmée consécutivement à la fatigue occasionnée par la fixation de l'attention. Il semble bien, en effet, qu'il existe réellement un rire symptomatique de faiblesse irritable, car, chez les individus sains, on observe parfois, à la suite de fatigues excessives, et dans des conditions où la joie n'est pas de mise, des crises de fou rire. M. le Pr Mairet avait signalé, il y a longtemps, dans la forme *stupeur lypémaniaque de la folie pubérale*, « des accès d'agitation consistant en rires...... qui détonnent brusquement au milieu de la stupeur:... » (1). Chez les déments paranoïdes on observe aussi, pendant la période hallucinatoire active, des accès assez bruyants de rire; mais, ici, le rire n'est pas franc, c'est plutôt un ricanement, un rire sardonique.

Sauf chez les délirants et hallucinés, ces manifestations extérieures de joie et de douleur semblent, dans la plupart des cas, survenir sans causes. Tout au moins les malades interrogés répondent qu'ils ne savent pas ou ne répondent pas du tout. Quelquefois, cependant, on peut chez ces malades remonter jusqu'à la cause de ces accès; or, cette cause est souvent banale, elle ne justifie ni l'explosion que l'on observe, ni surtout la durée d'une manifestation qui persiste anormalement après la disparition de la cause. La crise de rire se présente souvent comme une variété d'échomatisme, comme une sorte

(1) Mairet, Les folies de la puberté, *Annales médico-psychologiques*, 1888-89.

de contagion par suggestibilité excessive : le malade rit pour avoir entendu ou vu rire une autre personne.

Naturellement, et, pour les cas où la cause prochaine de ces crises nous échappe, les tentatives d'explication n'ont pas manqué : elles ont été assimilées à des impulsions irraisonnées et irrésistibles ; Trömner les regarde comme un véritable tic représentant souvent un acte stéréotypé. On a invoqué enfin l'hyperexcitabilité du nerf facial et des muscles de la face au début de la catatonie sans se rendre compte que les premiers auteurs qui parlèrent de cette hyperexcitabilité s'étaient exclusivement basés sur ces crises et que jamais elle n'a été observée directement.

En réalité ces explications sont toutes hypothétiques et tout ce qu'on peut en dire, c'est que la démence précoce n'échappe pas à cette incohérence de l'expression qui caractérise, comme l'a dit Féré, le masque de l'aliénation mentale, lequel « ne correspond jamais à l'expression d'une émotion normale parce que, toujours, quelques muscles se relâchent ou se contractent lorsqu'ils devraient se contracter ou se relâcher en suivant les associations normales » (1).

A l'occasion de ces crises de rire et comme corollaire de l'observation de Féré, il convient de signaler l'absence de rapport qui existe entre l'humeur des déments précoces et l'aspect de leur visage ; le rire niais, silencieux et stéréotypé que l'on observe fréquemment chez eux à la période de démence terminale, la dissociation possible du rire : l'hémi-rire, le rire inférieur, le rire supérieur, etc. ; ce sont là des modalités plutôt rares, sauf le sourire niais qui traduit plutôt l'attitude de ceux qui ne pensent pas.

Il convient de distinguer dans l'expression mimique : un certain nombre de phénomènes actifs, expression de la réaction immédiate à des impressions passagères et qui constituent la *mimique émotive*, et un certain nombre d'autres phénomènes, d'allures plutôt passives, qui traduisent les impressions, sinon définitives du moins à longue portée, déterminées par le jeu des fonctions intellectuelles : c'est la *mimique intellectuelle* ; c'est cette dernière qui a fait dire du visage qu'il est le miroir

(1) Féré, *Pathologie des émotions*. Paris, Alcan, 1901.

de l'âme. Or, dans la démence précoce, les troubles de la mimique émotive précèdent, et de beaucoup, ceux de la mimique intellectuelle; les premiers caractérisent la période d'état, période active de la maladie; les deuxièmes, au contraire, appartiennent au stade terminal, démentiel, mais ils sont associés souvent à des séquelles provenant des premiers, qui peut-être, au début, ont été des actes plus ou moins raisonnés et qui ont persisté à l'état de tics ou de gestes stéréotypés. Or, ce qui caractérise surtout les déments catatoniques et hébéphréniques c'est que chez eux les attitudes pathétiques sont très diminuées ou exagérées par rapport à la valeur en soi de l'objet émotionnant, par suite d'une sorte d'ataxie psychomotrice, d'un divorce entre l'idée et l'acte; l'exagération est le fait de l'hébéphrénie, la diminution est celui de la catatonie, que ce soit, dans cette dernière, par suite d'une diminution de la richesse et de la mobilité des expressions ou par suite d'une difficulté à passer d'un acte à un autre.

Quoiqu'il en soit et, comme nous l'avons dit plus haut, les phénomènes mimiques actifs sont troublés les premiers, à la période prédémentielle de la maladie, et, à côté des crises de rires et de larmes, on observe de fines trémulations de la face, des grimaces diverses, du gonflement des joues, des clignements d'yeux, ce qu'on a appelé la bouche en groin, que, très à tort et, sous l'influence des idées lombrosiennes, on a considéré comme un signe de régression atavique et que Kahlbaum avait mis sur le compte d'un spasme buccal. Au contraire, dans la période de démence confirmée, en dehors de quelques tics et de quelques attitudes figées, on observe une véritable amimie dont les stimulations les plus fortes n'arrivent pas à tirer le malade, même les interrogations auxquelles il répond. Le facies est niais, sans expression ou plutôt avec une expression discordante : les muscles de la partie inférieure de la face, ceux qui sont innervés par ce schéma physiologique que l'on appelle le facial inférieur, sont relâchés; ce relâchement donne l'illusion d'une sorte d'allongement du visage qui contraste avec la contraction presque constante des muscles du facial supérieur (surtout le muscle frontal et le releveur de la paupière supérieure) et attribue au malade un air étonné, ahuri. Le dément précoce est définitivement figé dans cette expression qui semble constater, non seulement l'absence d'émotion, mais encore l'absence de tout processus intellectuel; cependant lorsqu'on l'interroge et lorsqu'il répond, on constate que c'est souvent d'une façon fort correcte à l'égard des faits qui ont précédé la maladie et pourtant, à cette occasion, l'expression mimique ne change pas. D'autre part, les divers mouvements que l'on peut provoquer au niveau des muscles de la face montrent que ces muscles sont capables de fonctionner de façon normale et que la seule chose qui leur manque c'est le stimulus central.

L'attitude mimique des déments paranoïdes est généralement toute différente; elle ne se distingue en rien de celle des malades atteints de délire systématisé chronique.

Langage parlé. — La mimique, mode d'expression pour ainsi dire brutale des sentiments et des émotions, est complétée chez l'homme par le langage articulé et le langage écrit qui le font classer en tête du groupe des animaux supérieurs. Il est donc logique d'étudier immédiatement après les troubles de la mimique ceux du langage articulé et ceux du langage écrit.

Nous disons les troubles du langage articulé parce que nous n'avons pas, en effet, à nous préoccuper dans la présente étude du contenu du langage, mais de sa forme. Les troubles de la phonétique dans la démence précoce ont été étudiés d'une façon fort minutieuse par M. Mignot (1), à la sagacité de qui leur importance n'a pas échappé. En effet, la phonation est le résultat d'un mécanisme neuro-musculaire fort compliqué et il est à présumer que, dans les états démentiels, elle doit, plus que dans les autres états, perdre beaucoup de sa précision.

Parmi ces troubles ceux qui intéressent le rythme sont de beaucoup les plus fréquents, mais ils sont fort variés : c'est tantôt une accélération, qui n'est ordinairement pas en relation avec un état d'excitation psychique, qui s'accompagne souvent d'explosion, les mots s'échappant tout d'un coup avec volubilité, après une période d'attente plus ou moins prolongée.

M. Mignot signale aussi, parmi les troubles qu'il a observés, le déclanchement de la réponse avant la fin de la question;

(1) R. Mignot, Les troubles phonétiques dans la démence précoce. *Annales médico-psychologiques*, 1907, tome II, p. 5.

mais cette particularité n'appartient pas, à proprement parler, aux troubles de la phonétique, sauf lorsque, en même temps, les mots sont mal articulés et incompréhensibles.

A côté de l'accélération du rythme, il convient de placer les cas de retard dans le débit; ce retard peut aller jusqu'à l'absence complète d'émission : dans ces conditions, tous les mouvements qui précèdent la phonation sont exécutés, mais le son ne sort pas; des incitations nouvelles et répétées peuvent arriver à avoir raison du processus d'arrêt et, dans ces conditions, l'émission se fait ensuite comme à l'ordinaire.

Entre les cas d'accélération et de retard, prennent place les irrégularités de rythme les plus diverses causées par des abus ou des exagérations d'interruption qui se font, le plus souvent, tout à fait au hasard. Les diverses modalités des troubles du rythme peuvent s'enchevêtrer de manière à produire les associations les plus bizarres.

Ces troubles du rythme sont ceux que l'on observe le plus fréquemment; après eux viennent les troubles de l'intensité : celle-ci est surtout affaiblie; sans qu'il faille voir là un rapport avec la tonalité émotionnelle, affective ou intellectuelle, les malades répondent à voix basse, à peine intelligible. Ordinairement, cet affaiblissement est constant, au contraire de l'exagération d'intensité qui, d'ailleurs beaucoup plus rare, est presque toujours intermittente.

L'intonation est ordinairement absente; cette absence paraît être en rapport avec l'élévation considérable du seuil de l'émotivité. D'autres fois, sans que le contenu de la phrase le justifie, l'intonation est exagérée; cette exagération accompagne fort souvent le langage en style télégraphique qui semble destiné à la renforcer. Combinée d'autre part au maniérisme elle caractérise le ton déclamatoire, théâtral, que l'on rencontre souvent dans la démence précoce.

Les troubles de l'articulation sont assez fréquents. Ils sont surtout caractérisés par une articulation simplement ébauchée à des degrés divers qui vont jusqu'à l'incompréhensibilité totale.

Les modifications de la hauteur présentent surtout à considérer la voix bitonale et la voix eunucoïde. La voix bitonale nous paraît être plus fréquente que ne le dit M. Mignot; elle s'observe le plus souvent dans deux cas : en premier lieu, chez les paranoïdes hallucinés, cas dans lequel elle ne rentre pas dans le cadre des troubles de la phonétique et où l'un des tons appartient à l'un des interlocuteurs imaginaires dont le malade joue le rôle; en deuxième lieu, on l'observe chez les hébéphréniques et, plus rarement, chez les catatoniques chez qui elle tient à un désaccord involontaire, le plus souvent passager, de la voix. Quant au caractère eunucoïde de la voix il est sage d'en faire, avec M. Mignot, une des manifestations du puérilisme.

Les troubles du timbre sont particulièrement difficiles à apprécier; ils tiennent, pour la plupart, au maniérisme. M. Mignot distingue le timbre guttural, le timbre nasillard, le timbre de la voix de polichinelle et celui de la voix de pitre.

Il faut, évidemment, faire rentrer dans les troubles phonétiques les bruits variés que font entendre certains déments précoces et qui prennent naissance dans les différentes cavités qui servent à la phonation : reniflement, ronflement, hoquet, déglutition, claquement de langue, etc.

Les troubles phonétiques sont fréquents dans la démence précoce, surtout dans ses formes catatonique et hébéphrénique. La période de début de la maladie n'en est pas exempte, mais leur plus grande fréquence coïncide avec la période d'état et surtout à partir de la période nettement démentielle. Ces troubles sont généralement instables et sans aucun rapport ni avec le ton de la maladie, ni avec le ton émotionnel, ni avec le ton intellectuel. Ils résultent, pour M. Mignot, d'un défaut de coordination entre le fonctionnement des facultés et les différentes fonctions cérébrales.

Si l'on cherche la répartition de ces différents troubles dans les grands syndrômes moteurs qui caractérisent la démence précoce, on voit qu'au maniérisme appartiennent : l'intonation exagérée, la voix eunucoïde, les différents troubles du timbre; à l'automatisme, certaines accélérations de rythme; à la suggestibilité, certaines autres accélérations de rythme; à la stéréotypie, l'absence d'intonation et les bruits variés; enfin au négativisme, qui est le plus richement doté, les troubles de l'articulation, l'explosion, le retard et les interruptions, l'affaiblissement de l'intensité, les modifications de la hauteur, la voix bitonale involontaire, en dernier lieu le mutisme.

Langage écrit. — A l'égard du langage écrit, comme à l'égard du langage parlé, nous n'avons pas à nous préoccuper du contenu et des idées exprimées par l'écriture, mais seulement de l'exécution matérielle des écrits des déments précoces, de leur calligraphie comme a dit Joffroy. Ce n'est pas qu'il n'y ait aucune relation, aucun rapport entre la calligraphie et la psychographie, mais ces rapports n'intéressent guère que cette dernière.

L'étude des troubles de l'écriture chez les déments précoces a été faite, d'une façon fort complète, par M. Rogues de Fursac et c'est à son livre (1) auquel il y a fort peu à ajouter que nous emprunterons les éléments principaux de ce paragraphe.

En général, on peut dire que les déments précoces, sauf cependant ceux qui sont atteints de la variété paranoïde de la maladie, écrivent peu ; et si, pourtant, il existe, parmi eux, un certain nombre qui écrivent quand on les y invite, la plupart résistent à cette sollicitation. Ces malades, même ceux qui ont reçu une instruction assez développée et l'on sait que cette circonstance est très fréquente dans la démence précoce, tiennent leur porte-plume maladroitement, comme un instrument dont ils ignoreraient, pour ainsi dire, l'usage ; ils écrivent lentement, machinalement, comme des automates, sans réflexion. On rencontre dans leurs écrits tous les types calligraphiques, mais les altérations matérielles proprement dites de l'écriture sont l'apanage presque exclusif des déments catatoniques et hébéphréniques. Ce n'est pas que l'écriture des paranoïdes ne présente pas ces bizarreries qui caractérisent, si souvent, les écrits des aliénés, mais chez eux l'écriture est régulière et elle conserve la marque générale qu'elle avait lorsque ces malades étaient en bonne santé.

Chez les catatoniques et les hébéphréniques on peut rencontrer les déformations et les altérations les plus diverses, mais on doit poser en règle générale l'existence de signes de fatigue rapide. Ordinairement les premières lignes sont régulières, droites, horizontales ; puis, après un temps très court, les lettres se font plus petites, plus irrégulières, les mots ne

(1) Rogues de Fursac, *Les écrits et les dessins dans les maladies nerveuses et mentales*, Paris, Masson, 1905.

sont plus finis, les phrases deviennent incohérentes, les lignes perdent leur rectitude et abandonnent l'horizontale. Pourtant, mais dans des cas qui nous ont paru être assez rares, vers la fin de l'écrit, les lettres deviennent plus grandes et l'on sait, par l'exemple de ceux qui ont beaucoup de signatures à donner, que c'est là un moyen de lutter contre la fatigue occasionnée par la calligraphie et l'un des remèdes efficaces de la crampe des écrivains.

M. Rogues de Fursac a signalé l'écriture en cercle, la main ne se déplaçant pas le long du papier et « l'extrémité des doigts se mouvant suivant un segment de circonférence dont le poignet est le centre ». Il a signalé aussi le cas de malades ne sachant pas aller à la ligne et écrivant les mots suivants les uns sous les autres le long du bord externe du papier; nous devons ajouter que, plus souvent encore, le malade continue d'écrire en dehors du papier.

Entre les cas, rares, où la forme des lettres est régulière et ordonnée et ceux où l'écriture est un informe barbouillage absolument illisible, ce qui est plus fréquent, on observe tous les intermédiaires. Les caractères bizarres, les ornementations, les dessins appartiennent surtout à la démence paranoïde.

En général il n'existe pas de tremblements autres que ceux qui sont causés par une affection surajoutée ou un appoint toxique, mais l'écriture, dans les formes catatonique et hébéphrénique, revêt presque toujours le caractère enfantin.

Le maniérisme se manifeste par la façon bizarre, paradoxale de tenir la plume, l'automatisme par l'écriture en dehors du papier, le négativisme par le refus d'écrire. Quant à la stéréotypie et à la suggestibilité elles ne se manifestent, dans la calligraphie, par aucun signe particulier.

III. TROUBLES DE L'EXPRESSION : ATTITUDE.

Équilibre. — On n'observe généralement pas, dans la démence précoce, de troubles de l'équilibre. On ne saurait, en effet, considérer comme tels les vertiges dont la fréquence relative a été signalée; ces vertiges sont, tantôt de nature comitiale, et nous les retrouverons plus loin, tantôt de nature stomacale;

dans ce dernier cas on les observe, habituellement, pendant la période d'état, principalement chez les malades qui se nourrissent mal, insuffisamment ou irrégulièrement ; tantôt, enfin, on observe pendant les premiers jours qui suivent un alitement prolongé des vertiges qui doivent tenir à des troubles circulatoires passagers. En dehors de ces vertiges, tous secondaires, on n'observe pas d'incoordination statique, pas de signe de Romberg, etc.

Déviations. — Les déviations que l'on peut constater — encore sont-elles relativement rares, elles ont été particulièrement étudiées par M. A. Cullerre (1), puis par son fils, dans sa thèse de 1908 — sont, non pas de nature osseuse comme certains l'on dit, mais de nature articulaire ou tendineuse ; elles siègent d'une façon presque exclusive au niveau des articulations vertébrales où elles donnent lieu à la production de scolioses, de cyphoses, de lordoses, etc. La cyphose est la déviation la plus fréquemment observée, la lordose étant, de beaucoup, plus rare ; quant aux scolioses elles se produisent chez les déments impotents qui séjournent d'une façon permanente au lit. Ces diverses déviations sont toujours secondaires à des attitudes stéréotypées et elles ne constituent, dans la démence précoce, qu'un épiphénomène.

Stéréotypie et suggestibilité. — La stéréotypie domine toute la pathologie des attitudes dans la démence précoce. En dehors d'elle on observe bien, chez les hébéphréniques et chez les catatoniques, des attitudes bizarres, prétentieuses, théâtrales, mais ces attitudes sont passagères, essentiellement variables d'un moment à l'autre et exclusivement fonction soit du maniérisme, soit des conceptions délirantes.

On donne le nom de stéréotypie à la fixation prolongée des attitudes. Cette stéréotypie donne aux déments précoces des allures qui permettent de les reconnaître à première vue ; on ne l'observe à l'état pur que chez les catatoniques et à la période de démence confirmée des autres formes. Le malade atteint

(1) A. Cullerre, *Des rétractions tendineuses et de l'amyotrophie consécutives aux attitudes stéréotypées dans les psychoses* ; communication au Congrès des médecins aliénistes de Pau, 1905. R. Cullerre, thèse de Paris 1908.

de stéréotypie conserve indéfiniment la même attitude, ses membres sont soit relachés, soit contracturés, soit, plus souvent, raidis. Cette stéréotypie, pour ainsi dire naturelle, doit être rapprochée de la stéréotypie des attitudes imposées qui constitue une étape intermédiaire entre la stéréotypie proprement dite et les états cataleptoïdes. Chez la plupart des catatoniques, en effet, on peut provoquer ou imposer des attitudes pénibles, même paradoxales et telles que les membres semblent ne plus obéir aux lois de la pesanteur, ne pas sentir la fatigue et qu'ils conservent la même position pendant un long temps sans bouger et sans trembler. Cependant, après plusieurs secondes et quelquefois plusieurs minutes, les membres reprennent lentement une position normale. La stéréotypie va rarement, en effet, sans un degré plus ou moins accusé de catatonie; elle n'est d'ailleurs pas toujours définitive, peut survenir tout d'un coup sans raisons apparentes et disparaître de même au bout de plusieurs jours. Mais, dans les conditions ordinaires, les attitudes stéréotypées durent pendant des semaines, des mois, voire même des années et peuvent ainsi déterminer, non seulement des rétractions tendineuses, mais encore des atrophies musculaires (1).

Quoiqu'il en soit, les attitudes stéréotypées répondent ordinairement à une formule qui est la même pour presque tous les malades. Le dément précoce, atteint de stéréotypie des attitudes, présentant d'ailleurs généralement aussi de la stéréotypie des gestes, reste figé à la place qui lui est assignée ou qu'il a l'habitude de prendre; qu'il soit debout ou qu'il soit assis, il est courbé en avant, la tête baissée, les yeux à terre, les mains dans le rang ou enfoncées dans les poches. Il demeure ainsi pendant des heures, jusqu'à ce qu'on le dérange ou que le moment soit venu, pour lui, d'accomplir un nouveau geste. Cette courbure antérieure, dont la colonne cervico-dorsale fait tous les frais, et cette chûte de la tête sont parfois tellement accentuées, que l'attitude de ces malades rappelle absolument celle de certaines gargouilles Quelquefois, cette stéréotypie fixe des attitudes qui représentent les stades divers de certains gestes professionnels, symboliques ou émotionnels et, dans ce

(1) A. Cullerre. *loc. cit.*

cas, la stéréotypie n'intéresse qu'un petit nombre de muscles ou un segment de membre. A ces stéréotypies partielles, les aliénistes allemands donnent le nom de persévération; elles n'ont ordinairement pas une longue durée, mais elles se reproduisent.

Kraepelin pense que la stéréotypie est surtout caractérisée par la durée anormale des impulsions motrices déterminant la contraction permanente d'un certain nombre de groupes musculaires. D'autres ont invoqué une incapacité purement psychique à rien changer, spontanément, à l'attitude préexistante des muscles.

En réalité, ces stéréotypies d'attitudes ne peuvent répondre toutes à la même explication, car, elles n'ont pas toutes les mêmes caractères, ni la même origine. La stéréotypie pure et en quelque sorte généralisée, que l'on observe dans la stupeur ou à la période démentielle de la démence précoce, est caractérisée par du relâchement musculaire (démence apathique) : on peut, au moins provisoirement, la mettre sur le compte de l'engourdissement cérébral (empêchement psychique), de l'absence de volonté spontanée (barrage de la volonté) et de réaction à toute espèce d'impression. La stéréotypie partielle s'accompagne toujours d'hypertonie et il ne semble pas qu'elle puisse exister sans un degré plus ou moins accusé de catatonie; on ne peut pas nier, non plus, qu'il n'y ait pas, à son origine, une idée délirante.

D'autre part la catatonie complique fréquemment la stéréotypie; on observe alors une raideur musculaire plus ou moins prononcée et, dans ce cas, il est difficile de décider s'il y a ou s'il n'y a pas de négativisme; en effet, cette raideur musculaire, qui s'oppose d'une façon plus ou moins considérable à la modification des attitudes, peut aussi bien être interprétée dans le sens d'un spasme musculaire (Kahlbaum), d'un antagonisme psychique (Kraepelin), d'une activité réflexe anormale des muscles antagonistes (Bleuler, Vogt), d'une « tyrannie de l'inhibition » (Mecus), que dans le sens d'une prédominance des idées de défense (Magnan, Dupré).

IV. TROUBLES DE L'EXPRESSION : GESTES ET MARCHE

Une des caractéristiques les plus remarquables du dément précoce, parvenu à la période de démence confirmée ou atteint de la forme catatonique, est l'impossibilité dans laquelle il se trouve de se livrer à tout acte spontané ou nouveau un peu compliqué et, en même temps, la facilité avec laquelle il est parfois possible de lui faire accomplir, par suggestibilité, des mouvements, des gestes, des actes bizarres et absurdes. Nous retrouvons donc ici, comme précédemment, cette sorte d'antinomie, de dysharmonie qui semble bien être la marque la plus essentielle de la démence précoce. Nous allons voir que presque toutes les modalités peuvent se rencontrer à propos des gestes et des actes de ces malades. La nature exacte de ces anomalies est souvent très difficile à définir ; ici, plus encore qu'ailleurs, il convient de se méfier des conclusions hâtives et de se garder d'une application facile de la règle *post hoc, ergo propter hoc*. La tendance est trop marquée, en médecine mentale, de parler d'automatisme et d'expliquer, par les moyens d'une psychologie primitive, certains symptômes, certaines manifestations, parce que leur complexité nous aura échappé. Particulièrement, ici, le mot démence n'explique pas tout et M. Dupré (1) a raison d'estimer que la nature primitive, indépendante de toute idée délirante, des troubles de l'activité volontaire dans la démence précoce est, au moins dans certains cas, des plus difficiles à affirmer. Bien souvent, des enquêtes cliniques sérieuses, comme celles de MM. Magnan et Simon, ont nettement montré l'ingérence des idées délirantes et même de la volonté des malades dans la genèse de certains troubles psycho-moteurs.

Coordination. — En général, on peut dire que la coordination des mouvements reste parfaite et que l'ataxie ne se rencontre pas dans la démence précoce. Il semble même qu'au contraire la coordination y soit nécessairement plus parfaite

(1) Dupré, Préface de l'*Introduction à la psychiâtrie clinique de Kraepelin*, Paris, Vigot, 1907.

qu'ailleurs pour que les malades puissent accomplir aussi habilement les gestes et les actes bizarres et paradoxaux qui caractérisent le maniérisme. Les cas qui ont pu être signalés de troubles de la coordination tiennent à des altérations fonctionnelles dont nous nous occuperons plus loin et qui, d'ailleurs, n'appartiennent pas en propre à la démence précoce. Mais ce qui ne saurait être enlevé à cette maladie, ce sont les troubles de l'exécution des mouvements.

Déjà, dans la période d'état, on remarque certaines particularités comme des arrêts brusques dans les actes commencés, par suite d'une sorte de substitution d'une idée à une autre, que cette substitution paraisse ou non logique, des actes s'appliquant à un autre objet que celui auxquels ils étaient destinés, parfois encore une suppression des actes intermédiaires; mais il s'agit là de phénomènes de nature purement mentale où l'activité musculaire obéit à des incitations, assurément anormales, mais qui ne constituent pas, à proprement parler, des troubles de la motilité.

On peut en dire autant des phénomènes que l'on observe dans la forme maniaque de l'hébéphrénie : marche continuelle, manie de déchirer, de se déshabiller et ceux que l'on rencontre aussi à la période démentielle, comme la démarche sautillante, sur la pointe des pieds, en cercle, les mouvements de rotation, tous phénomènes qui, après avoir été des gestes voulus ou inspirés par des idées délirantes plus ou moins cohérentes, ont persisté à l'état de gestes stéréotypés. Mais, néanmoins, ces diverses modalités nous intéressent parce qu'elles témoignent, dans de telles circonstances, de la persistance de l'activité musculaire et surtout parce qu'elles forment un contraste saisissant avec ce que l'on observe dans les périodes de stupeur, dans la catatonie proprement dite et dans la phase démentielle des formes hébéphrénique et catatonique; ici cette abondance de mouvements stéréotypés n'existe plus : il y a un affaiblissement général des mouvements volontaires, et même, a-t-on dit, de la tonicité musculaire; dans tous les cas les mouvements sont lents, paraissent pénibles; il semble que la volonté soit incapable de lutter contre l'inertie et l'incapacité d'effort. Cette incapacité se retrouve d'une façon évidente, surtout dans la période démentielle, à l'égard des gestes nouveaux ou inhabituels qui nécessiteraient, pour être accomplis, des associations nouvelles. Les autres gestes et les autres actes n'ont plus d'ailleurs, la valeur émotionnelle ou affective qu'ils avaient autrefois ou qu'ils devraient avoir et les déments précoces accomplissent machinalement les actes agréables ou désagréables, douloureux même, sans réaction volontaire aucune.

Maniérisme. — Cependant on a signalé le maniérisme dans la stupeur catatonique, mais il s'agit là de phénomènes passagers en rapport avec ces accès épisodiques d'excitation qui ont été notés, il y a longtemps déjà, par M. Mairet. Là, le maniérisme est toujours temporaire et il n'offre pas cette persistance caractéristique que l'on observe dans les formes paranoïde et surtout hébéphrénique de la démence précoce. En dehors des allures bizarres de la marche que nous signalions plus haut, et dont certaines ont eu une signification délirante avant de n'être plus que des restes stéréotypés, on remarque, dans les gestes et dans les actes les plus simples des déments hébéphréniques, une affectation et une recherche qui leur donnent une allure étrange, inexplicable, et qui les a fait assimiler par M. Masoin (1) aux tics et aux gesticulations des idiots. On dirait que le malade s'ingénie à compliquer tous ses mouvements, et cette complication se remarque, non seulement dans les actes spontanés, marche en dansant, en rampant, gestes bizarres de la période d'état, mais encore dans ceux demandés ou imposés, lorsque, par exemple, on demande de donner la main, de tirer la langue; ce maniérisme, qui se retrouve aussi dans d'autres formes mentales, principalement dans les états d'excitation maniaque, présente, dans la démence précoce, cette caractéristique particulière d'être essentiellement monotone; non seulement, en effet, les malades répètent les mêmes bizarreries à l'occasion des mêmes actes, mais encore ces bizarreries sont ordinairement les mêmes chez les différents malades. Kraepelin rapporte le maniérisme des déments précoces à l'état de gêne et l'assimile à un changement guindé des actes normaux; il aurait son point de départ dans des impulsions contradictoires capables d'apporter une

(1) Masoin, Comptes rendus des travaux du *Congrès de Bruxelles*, 1903, vol. II, p. 53.

entrave aux processus naturels et déterminant des interférences excito-motrices dont le résultat serait une expression perpétuellement dénaturée. M. Masoin serait plutôt tenté de mettre le maniérisme sur le compte de l'état caractéristique des dissociations psycho-motrices dans la démence précoce : l'activité motrice, libérée de la domination des centres d'association supérieure, revêtirait un caractère d'indépendance automatique. Il voit une confirmation de cette hypothèse dans le fait qu'il n'y a aucune relation entre la nature du délire et les symptômes moteurs, ni entre les symptômes moteurs eux-mêmes; il y a donc dissociation du délire et des actes, absence d'unité de caractère, de but, de signification des manifestations motrices entre elles (1). Sans nous inscrire en faux contre les assertions de M. Masoin, nous devons, cependant, faire observer qu'il y a là certainement autre chose encore : ce qui caractérise, en effet, le maniérisme, c'est l'adjonction, aux éléments habituels et normaux des actes, de mouvements secondaires, parasites, de mouvements de luxe; or, la disparition du contrôle ne peut expliquer cette adjonction; l'absence de contrôle expliquerait parfaitement une exagération de l'étendue des mouvements qui ne seraient plus proportionnés à leur but et le dépasseraient, comme on l'observe chez les animaux décérébrés, mais non l'adjonction de mouvements adventices. En réalité tout ce qu'on peut inférer du maniérisme, c'est l'absence de coordination, de mesure, d'harmonie et pas autre chose.

Automatisme. — Quoiqu'il en soit de ces explications, il arrive toujours un moment où toutes les manifestations extérieures des déments précoces relèvent de l'automatisme. Celui-ci commence relativement de bonne heure, mais il est toujours symptomatique de la démence définitive; cependant il faut pour pouvoir attribuer aux gestes et aux actes la qualification d'automatiques avoir la certitude qu'ils n'ont plus aucune espèce de signification : ceci est loin d'être toujours facile. L'automatisme impérieux de Kraepelin, par exemple,

(1) Masoin, Remarques sur la catatonie, *Journal de neurologie*, 1902, n° 4, p. 63.

ne saurait rentrer dans le cadre de cet automatisme démentiel; il ne peut viser que les décharges motrices que l'on observe dans la période d'état de l'hébéphrénie ou dans la catatonie au cours desquelles elles apparaissent souvent tout d'un coup sans causes apparentes; activité vicariante qui supplée à la diminution de l'activité de coordination, a-t-on dit, fléchissement momentané de l'inhibition, dit Meeus, qui permet à l'automatisme de se donner libre cours suivant les tendances et les besoins du sujet, ou besoin de mouvement sans but; toutes ces explications psychologiques ne valent pas plus que l'exercice involontaire des facultés de Leuret.

Dans la période terminale, aux mouvements accomplis avec lenteur des déments apathiques, s'oppose la répétition journalière des mêmes mouvements et des mêmes actes incohérents, sans signification appréciable, de la démence agitée.

En somme, suivant les périodes et même souvent à la même période, les diverses manifestations extérieures de la maladie semblent tenir tantôt de l'automatisme, tantôt de la conscience. Le meilleur exemple en est fourni par l'étude des fugues. Les fugues constituent, de la démence précoce, une des manifestations motrices les plus importantes, surtout au point de vue pratique. Elles ont été souvent étudiées, particulièrement par M. Victor Parant dans son rapport au Congrès de Nantes et il nous suffit de renvoyer à ce rapport très important ceux qui voudront approfondir la question (1).

Ces fugues des déments précoces présentent deux caractères principaux : elles sont impulsives et démentielles. Elles sont impulsives en ce sens qu'elles se produisent tout d'un coup sans motifs appréciables et avoués, dans des conditions de temps, de lieu et de circonstances qui excluent toute espèce de préméditation. A moitié vêtu, sans argent, sans but même, le dément précoce s'enfuit de chez lui, de l'asile et il répétera ces fugues dans les mêmes circonstances tout comme s'il n'était pas instruit par la première. M. Collet a montré qu'elles pouvaient survenir à n'importe quelle période de la maladie, même à celle où le malade a encore une certaine conscience

(1) Victor Parant, Les fugues en psychiâtrie, rapport au *Congrès de Nantes*, 1909.

de ses actes ; aussi, est-ce avec juste raison que, par analogie avec la paralysie générale, MM. Anthéaume et Mignot en ont fait un des éléments de la période médico-légale de la maladie, dont elles peuvent être une des toutes premières manifestations. Aussi, si les uns présentent à ce moment les marques d'une agitation évidente qui ne laisse pas de doute sur le caractère morbide de leurs actes, les autres semblent, à première vue, avoir une claire conscience de ce qu'ils font ; mais, dans le premier cas, il arrive toujours un moment où l'agitation diminue et où le malade, finalement désorienté, se rend un compte plus ou moins exact de ce qui vient de lui arriver et cherche à se mettre en sûreté. Dans tous les cas, avec ou sans les apparences d'un individu pleinement conscient, le dément précoce fugueur n'arrive pas à expliquer d'une façon logique les raisons qui l'ont poussé à agir : il semble toujours être parti sans motif, tout au moins sans motif véritablement plausible, car on ne saurait considérer comme tel les raisons puériles que les malades, au premier stade de leur maladie, donnent de leur départ ; souvent même on peut se demander si l'on doit donner le nom de fugue à l'acte du dément précoce qui, pour avoir marché longtemps, et machinalement devant lui, finit par se perdre : c'est fréquemment le cas de malades envoyés dans les colonies familiales et qui, au cours d'une promenade, perdent leur chemin ; c'est le cas de ce que l'on a appelé les évadés à l'intérieur, qui se perdent dans l'asile lui-même, de ceux enfin qui quittent l'asile et qui, quelques heures après, reviennent spontanément et sonnent à la porte. La plupart des déments profonds qui font les frais de ces fugues apportent, dans leur divagation, la même inconséquence qu'ils ont apportée à leur départ ; ils ne se cachent que rarement et ne cherchent pas d'eux-mêmes à assurer leur subsistance ; ils attirent facilement l'attention par leur allure étrange, par le peu d'intérêt qu'ils apportent à ce qui se passe autour d'eux et on les reprend vite, mourant de faim. La fugue du dément précoce est souvent un phénomène à répétition, tantôt dans des circonstances semblables, tantôt différemment.

Au début de la démence précoce, c'est-à-dire chez le dément encore non soigné comme tel et dont les bizarreries sont mises sur le compte d'une déviation purement morale, les fugues sont fréquentes ; elles s'accompagnent quelquefois de délits ou d'actes criminels, lorsque la fugue elle-même ne l'est pas, et elle revêt là une importance médico-légale qui n'échappera à personne. C'est le cas, particulièrement, des jeunes soldats qui semblent déserter ou abandonner leur poste et que seule une observation minutieuse permet d'absoudre.

En somme, bien que, théoriquement, toutes ces fugues appartiennent à la démence on peut, pratiquement, conserver la division proposée par M. Parant en fugues impulsives appartenant aux premières périodes de la maladie et en fugues démentielles des stades terminaux. Ces fugues n'ont généralement ni la durée, ni l'importance kilométrique de celles des états constitutionnels et l'on peut dire que l'impulsion qui leur donne naissance n'est ni assez puissante, ni assez prolongée pour permettre au malade de surmonter une grande fatigue et d'aller bien loin.

Les fugues que l'on observe chez les déments paranoïdes ne paraissent pas différer beaucoup de celles que l'on observe au cours des syndrômes mentaux s'accompagnant de délire et d'hallucinations ; ce sont des fugues de défense, des fugues impératives qui ne s'imposent à l'attention par aucun caractère spécial.

On a décrit aussi des fugues d'instabilité, sur lesquelles MM. Martin, Rousset et Lafforgue (1) ont encore insisté récemment ; ces fugues paraissent rentrer dans le cadre de celles qui ont été décrites précédemment.

L'instabilité de la démence précoce, en effet, se confond avec l'impulsivité. Cette impulsivité est d'ailleurs assez fréquente et Christian (2) l'a considérée comme une des manifestations constantes et caractéristiques de la démence des jeunes gens. C'est surtout dans la période d'état de l'hébéphrénie et plus spécialement dans la forme maniaque qu'on les observe : ce sont des impulsions fugaces, brusques et rapides qui ont été mises sur le compte de réflexes causés par une sollicitation interne ou externe et qui se passent en dehors de la conscience

(1) E. Martin, Rousset et Lafforgue, *Archives d'anthropologie criminelle*, 15 mai 1911, p. 316.

(2) J. Christian : De la démence précoce des jeunes gens, *Annales médico-psychologiques*, 1899, tome I, p. 43.

ou en présence d'elle, impuissante et passive. Ce sont des malades qui se lèvent brusquement pour aller casser des carreaux ou pour aller frapper d'autres personnes ; ce sont des actes de fureur. On a signalé, quelquefois, un cri aigu prémonitoire, mais, comme ces malades renseignent très mal, il convient de ne noter ce cri que sous toutes réserves car, comme nous le verrons plus loin, les manifestations épileptoïdes ne sont pas rares dans la démence précoce.

Ces impulsions peuvent se présenter en dehors de l'hébéphrénie : nous avons observé des impulsions suicides chez des catatoniques stuporeux, des impulsions périodiques chez des catatoniques simples, principalement dans un cas où ces impulsions reviennent tous les mois à date fixe et sont facilement prévues ; beaucoup d'agressions sur les médecins d'asiles sont le fait de déments précoces. Enfin certaines de ces impulsions ont un caractère fort grave : ce sont des sévices sur l'entourage, des incendies, etc.

Suggestibilité. — Tout ceci n'advient que parce que, en général, dans la démence précoce, il existe une tendance particulière à répondre à toutes les sollicitations de quelque nature qu'elles soient et d'où qu'elles viennent. Cette tendance explique la suggestibilité que l'on remarque chez ces malades, principalement chez les catatoniques atteints de stupeur; là, elle contraste avec le négativisme et la stéréotypie ; cette suggestibilité n'est pas de même nature que celle que l'on observe dans l'hystérie : dans cette dernière, il s'agit de la pénétration violente dans le champ de la conscience d'une idée qui se fixe et qui tend à se traduire en acte ; dans la catatonie, au contraire, il s'agit de l'exécution d'un ordre qui n'a pas à faire violence, que le malade exécute sans lutte parce qu'il ne peut pas ne pas vouloir l'exécuter ; il est un simple jouet. Cette suggestibilité peut être plus directe encore, c'est ainsi que l'on peut donner aux membres du catatonique suggestible la position que l'on veut ; cette position est conservée indéfiniment ; le mouvement peut être provoqué, aussi, par un ordre verbal ou par un ordre écrit ; l'obéissance est facilitée par ce que les auteurs allemands appellent la flexibilité cireuse des membres, elle peut même être spontanée, en ce sens que les malades imitent, de leur propre chef, les gestes et les actes qui sont accomplis devant eux.

Stéréotypie. — Enfin cette docilité se complique de stéréotypie : les malades sont incapables de rien changer aux attitudes qui leur ont été données. Nous avons parlé précédemment de ce phénomène ; il se retrouve ici à l'occasion des mouvements qui, une fois déclanchés, peuvent se reproduire indéfiniment et, lorsqu'ils sont unilatéraux, se propager même au membre opposé par suite d'une sorte de syncinésie.

Les gestes stéréotypés sont de deux sortes : les uns, ont une origine délirante et hallucinatoire et se trouvent sous la dépendance de l'activité volontaire ; les autres, sans rapport, désormais, avec la cause qui leur a donné naissance, rentrent dans le cadre d'un véritable automatisme ; l'activité stéréotypée est en effet automatique, de même qu'elle est uniforme ; elle apparaît tout d'un coup, sans utilité et sans opportunité. Mais beaucoup parmi ces gestes stéréotypés qui semblent n'avoir aucune signification ont été autrefois conditionnés par des raisons datant d'avant la maladie, comme certains gestes d'habitude ou professionnels, ou par des idées délirantes et des hallucinations et ils ne sont devenus des manifestations de la stéréotypie que secondairement.

On rattache à la stéréotypie les mouvements répétés de la période dite toxique de la maladie que l'on met sur le compte de l'engourdissement cérébral : maniérisme outré, pauvre, artificiel, sans changements et sans innovation, pour l'opposer aux stéréotypies de la période démentielle définitive qui ne sont que les résidus moteurs des périodes précédentes. On a rapproché ces mouvements stéréotypés des tics, particulièrement de ceux que l'on observe chez les idiots. Mais il faut remarquer que les mouvements stéréotypés sont plus complexes que les tics ; chacun des éléments du mouvement y est normal, seuls sont anormaux leur groupement et leur répétition. En réalité, comme l'a fort bien fait observer M. Bessière (1), « les phénomènes automatiques continus indéfiniment répétés sont caractéristiques des états démentiels de toute nature ».

(1) Bessière, Les stéréotypies démentielles, *Annales médico-psychologiques*, 1906, t. I, p. 206.

L'onanisme et les tentatives d'évasion que l'on a rattachés à la stéréotypie ne semblent pas, en raison de leur signification particulière, devoir lui être rapportés.

Négativisme. — Pour compléter ce que peut avoir d'étrange la démence précoce, on observe, à côté de la stéréotypie et de la suggestibilité, coexistant avec elles ou se substituant à elles, le négativisme. Le négativisme, étudié pour la première fois par Morel sous le nom de nihilisme, puis par Kahlbaum, a été défini par ce dernier : une tendance permanente et instinctive à se raidir contre toute sollicitation venue de l'extérieur quelle qu'en soit la nature. On l'observe naturellement surtout dans la démence catatonique, mais il se retrouve aussi à la période de démence terminale chez les hébéphréniques et les paranoïdes et, sous forme de traces, au cours de la stupeur.

Le négativisme paraît être le plus souvent en rapport avec cette raideur musculaire qui est un fait général dans la catatonie. Il présente une intensité variable qui va des formes atténuées de gêne et d'hésitation jusqu'à la résistance insurmontable, en passant par l'obstination simple.

Les formes atténuées, que l'on rencontre généralement dans la stupeur, semblent être surtout des troubles abouliques et traduire la faiblesse du pouvoir de coordination : c'est l'empêchement psychique de Finzi et Vedrani. Ce sont des mouvements de contrainte, d'indécision, d'irrésolution, des séries de contractions successives dont chacune est insuffisante pour assurer l'exécution du mouvement cherché ; par suite du barrage de la volonté, la somme des excitations est impuissante à assurer la production d'un effet utile. Aussi est-il possible de vaincre ce barrage après des insistances répétées, comme si le démarrage seul était difficile.

A un degré plus élevé, coïncidant avec cette raideur musculaire qui est si fréquente chez les catatoniques, on observe un négativisme, non plus passif, comme précédemment, mais actif. Cette raideur est exagérée par toutes les interventions étrangères, que ces interventions soient physiques ou morales.

Cette résistance s'observe aussi, mais sous une forme consciente et volontaire, chez les délirants et hallucinés; cependant dans ces conditions, il ne s'agit plus, à proprement parler, de négativisme, mais d'oppositionnisme. Le seul négativisme que nous ayons en vue ici, est le négativisme subconscient ou inconscient qui est caractérisé par une opposition active, irraisonnée et automatique à laquelle le malade assiste presque comme un étranger, à laquelle il est contraint et devant laquelle il reste sans résistance. Il semble que chaque sollicitation renforce l'idée négative, car, plus la sollicitation agit, plus le négativisme devient opiniâtre.

La durée du négativisme est aussi variable que son intensité, les formes intermittentes étant les plus fréquentes et se rencontrant chez tous les catatoniques ; c'est presque toujours le refus de faire un mouvement sollicité et nouveau : négativisme occasionnel, expression de ce misonéisme qui est de règle chez ces malades. En général, même chez les négativistes les plus caractérisés, la résistance diminue avec les progrès de la démence ; mais il ne faut pas se dissimuler que cela n'advient que parce que le malade a fini par prendre ses habitudes et parce qu'on n'exige plus de lui aucun mouvement nouveau. Cette disparition est toute de surface et si, d'aventure, en effet, on demande au malade un des gestes qu'il n'a pas coutume de faire, si on le change de place, de chambre, de pavillon on voit réapparaître, pour un temps, les phénomènes d'oppositionnisme.

Le négativisme est généralisé ou localisé et ses localisations sont diverses : la moitié du corps, un segment de membre, un groupe musculaire, un appareil. Il peut, dans certains cas, être beaucoup plus cérébral que musculaire, lorsque le malade prend le contrepied de tout ce qu'on lui demande ou de ce qu'il serait logique de faire : il couchera tout habillé sur son lit ou sous son lit ou dans tout autre lit que le sien, il s'éloignera dès qu'on s'approche de lui, etc. Le négativisme localisé peut être monosymptomatique, c'est le cas, par exemple, de la main négativiste : véritable contracture des fléchisseurs, la main est fortement fermée, soit spontanément, soit à l'occasion de la saisie d'un objet et il est extrêmement difficile de vaincre la résistance. A l'occasion des manifestations isolées du négativisme on peut observer, enfin, des phénomènes de syncinésie.

Kahlbaum réduit le négativisme à un spasme musculaire ; Kraepelin, au contraire, lui attribue une origine psychique ; il fait du négativisme et de l'automatisme impérieux deux stigmates de la perte complète de la faculté de diriger les incitations volontaires vers un but déterminé. Weigandt, Pik, Sherrington, Régis, Séglas le considèrent comme le résultat de la prédominance de l'idée antagoniste de l'acte à exécuter : chez le dément précoce cette idée sort de l'ombre, déloge l'idée principale et devient le centre psycho-moteur.

Il est intéressant de signaler le rôle, peut-être très important, joué, dans la genèse de certaines manifestations négativistes, par les émotions et les excitations brusques.

V. TROUBLES FONCTIONNELS

Les troubles fonctionnels de la motilité ont, dans la démence précoce, une importance variable. Si les uns ont été signalés seulement à titre d'exception, les autres, au contraire, s'observent avec une telle fréquence qu'il importe de leur attribuer une certaine valeur. Mais lorsque l'on rencontre ces troubles chez ces malades il ne faut jamais se hâter de conclure ; il ne faut pas oublier, en effet, d'abord que certains, au moins, parmi les déments précoces, sont très lourdement tarés et que, chez eux, les associations mentales ou neuro-mentales ne sont pas rares ; que, d'autre part, et en elle-même, la démence précoce n'est pas mortelle et que les malades qu'elle frappe, pouvant atteindre aux limites les plus extrêmes de la vie, ne sont pas exempts de toutes les misères et de toutes les infirmités qui sont la rançon de l'usure. Les manifestations de la sclérose cérébrale, les troubles circulatoires divers que l'on observe chez les individus sains d'esprit, à partir d'une certaine époque de l'existence, ne doivent pas donner le change et faire croire à une complication.

Paralysies. — C'est ce qu'il importe de ne pas perdre de vue à l'occasion des paralysies et des ictus apoplectiformes. Ils ont été signalés, mais on peut dire qu'ils sont rares, du moins, lorsqu'ils sont assez précoces pour qu'on puisse légitimement invoquer un rapport de causalité. Les ictus que l'on observe dans les premiers stades de la maladie sont ordinairement simples et non suivis de paralysie ; quelquefois, pourtant, on a observé des paralysies temporaires, de l'aphasie, des contractures. Beaucoup d'ictus de la démence précoce, surtout à la phase initiale de la maladie, sont de nature épileptique; d'un autre côté, il existe un certain nombre de déterminations méningées qui se traduisent par une symptomatologie ressemblant, à s'y méprendre, à la démence précoce, comme la confusion mentale lui ressemble; Chantemesse a signalé, il y a longtemps, les formes anormales des méningites et des observations ont été publiées de cas dans lesquels des méningites, surtout tuberculeuses, ont présenté les allures de la démence précoce. Les ictus de la période terminale et qui surviennent à un âge assez avancé n'ont pas de rapport direct avec la démence précoce.

Atrophies. — Les atrophies musculaires sont plus fréquentes ; ce sont des atrophies musculaires protopathiques, survenant, surtout, chez les malades atteints de stupeur, à la suite de raideurs, de contractures, d'attitudes stéréotypées ayant duré pendant un long temps; les muscles les plus fréquemment atteints, dit M. A. Cullerre, qui a fait une étude particulière de la question (1), sont à peu près exclusivement ceux des membres supérieurs, « les plus intellectuels », auxquels on ajoute ceux de la jambe et du dos. Jamais il ne nous a été donné d'observer de telles atrophies, mais nous avons noté, chez les déments catatoniques arrivés à une période avancée de la maladie et *ne travaillant pas*, de l'amaigrissement musculaire portant, en effet, surtout sur les membres supérieurs, et plus particulièrement encore, sur la musculature de la main et les muscles interosseux. M. Bouchaud (2), sans nier absolument la pathogénie indiquée par M. Cullerre, estime que, dans certaines circonstances, on peut invoquer une origine médullaire; il a publié l'observation d'un dément précoce à forme catatonique, présentant la main de prédicateur avec hyperextension des orteils qui devaient être mises sur le compte d'une syringomyélie probable (?)

(1) A. Cullerre, R. Cullerre, *loc. cit.*
(2) Bouchaud, Modifications dans les attitudes des extrémités dans les psychoses, *Revue neurologique*, 15 octobre 1910, n° 19, p. 333.

Tremblements. — Les troubles de la contraction musculaire présentent d'abord à considérer les tremblements. Les tremblements ont été signalés par Kraepelin, puis par MM. Sérieux et Masselon (1). On les observe d'abord et d'une façon pour ainsi dire constante à la période toxique de la maladie lorsque celle-ci s'accompagne de stupeur profonde ; c'est d'abord le tremblement de la langue, ce sont ensuite des tremblements généralisés ou localisés aux membres ou aux muscles de la face ; ils sont continus ou intermittents, menus, rapides ou à grandes oscillations, en somme, de caractères tellement divers, qu'ils ne semblent pas témoigner d'une altération particulière à la démence précoce. Il ne faut d'ailleurs pas perdre de vue que beaucoup de déments précoces se livrent à des excès alcooliques pendant la période prodromique de leur maladie.

En dehors de la période toxique et des états de stupeur qui s'observent à cette période, des recherches particulièrement dirigées dans ce sens à l'aide de la méthode graphique et de l'appareil de Verdin pour l'étude des tremblements de la main, ne nous ont permis d'observer qu'une seule fois des tremblements : tremblements discontinus et à oscillations variables chez un dément précoce à forme hébéphrénique, malade depuis 7 ans, n'ayant jamais fait d'excès de boisson, ne présentant aucun signe d'altérations nerveuses, s'occupant un peu à des travaux intérieurs et parvenu au stade de démence terminale. Chez 17 autres malades, examinés à ce point de vue, nous n'avons pas observé de tremblements et nous avons même pu noter que, chez les malades présentant de la stéréotypie des attitudes, les oscillations, même après plusieurs minutes de tension du membre supérieur, étaient moins marquées que chez les individus normaux.

Athétose. — L'athétose ne paraît pas avoir été signalée autrement qu'à titre d'exception et comme curiosité pathologique. Il n'en est pas de même de la chorée et de ses différentes variétés qui, dans leur association avec la démence précoce, mériteraient peut-être une étude spéciale.

(1) Sérieux et Masselon, Les troubles physiques chez les déments précoces, *Société médico-psychologique*, 30 juin 1902. *Annales médico-psychologiques*, 1902, tome II, p. 449.

CHORÉE. — Cette particularité avait frappé M. Mairet dans le travail qu'il consacra, en 1888, à la folie pubérale (1). Dès cette époque, il faisait remarquer que souvent manie et chorée débutent ensemble et sont les deux branches d'un même tronc, montrant bien ainsi qu'à son sentiment chorée et manie ne constituent qu'une association évoluant sur un fond de même prédisposition morbide. Déjà, en 1810, Bouteille, considérait la chorée moins comme un état contre nature que comme une puberté difficile à établir, et Capuron, en 1813, conjecturait que la chorée doit tenir à une révolution produite par les organes génitaux. Trousseau, en 1860, soulignait que la danse de Saint-Guy est une maladie de la puberté et, en 1888, Comby en faisait une névrose de croissance. On voit donc que la notion des rapports qui existent indéniablement entre la chorée et la puberté est ancienne. La possibilité de troubles démentiels comme terminaison de la chorée compliquée de phénomènes cérébraux a été surtout signalée par Marcé.

Au cours de la démence précoce confirmée on observe rarement la chorée classique de Sydenham, mais lorsqu'on enquête soigneusement sur les antécédents personnels des déments précoces, on la retrouve fréquemment, liée ou non, à des troubles mentaux très caractérisés et précédant de plus ou moins longtemps l'invasion de la démence précoce; quelquefois, il n'y a pour ainsi dire aucune espèce de démarcation entre les deux affections; la chorée laisse subsister, comme séquelle, un affaiblissement intellectuel qui passe à peu près inaperçu et auquel l'entourage ne prend garde qu'au moment où, pour une raison quelconque, un épisode délirant, un accès d'agitation, une fugue ou un acte criminel viennent attirer l'attention et marquent le premier épisode officiel d'une démence précoce qui se terminera à l'asile.

Mais ce qu'il est moins rare d'observer au cours de la démence confirmée c'est cette forme particulière de la chorée à laquelle Brissaud a donné le nom de chorée variable des dégénérés. Nous avons eu l'occasion d'en publier deux cas avec notre maître, M. Rémond (2). Il s'agit ordinairement de mouvements

(1) Mairet, *loc. cit.*

(2) Rémond (de Metz) et L. Lagriffe, Chorée variable chez deux démentes pré-

qui ont fini par se stéréotyper et qui, primitivement, ont représenté la réaction à une gêne ou bien un de ces mouvements inutiles et bizarres que l'on remarque si fréquemment chez les malades atteints de maniérisme. On connaît d'autre part les relations qui peuvent exister entre la chorée et la catatonie et qu'une observation publiée, il y a quelques années, par M. Pélissier (1), illustre d'une façon particulièrement précise : il s'agissait d'une jeune malade, fortement tarée, ayant déjà présenté de la chorée et chez qui une chorée aiguë grave fut suivie de confusion mentale hallucinatoire avec écholalie, stéréotypie, flexibilité cireuse, puis stupeur catatonique. La nature infectieuse de ces phénomènes ne faisait aucun doute puisqu'il y avait de la fièvre et qu'ils disparurent avec elle. Il semble donc que les infections et les intoxications sont susceptibles d'engendrer, non seulement les phénomènes moteurs qui caractérisent la chorée, mais encore les signes physiques les plus marquants de certaines modalités de la démence précoce, lorsque le terrain est préparé comme il l'était dans l'observation si curieuse et si schématique de M. Pélissier. L'infection n'est qu'une cause occasionnelle qui est suffisante mais non nécessaire et c'est avec raison que M. Paul Sainton (2) a considéré ce « caprice musculaire » qu'est la chorée, comme un simple épisode de la dégénérescence mentale. C'était là l'opinion qui fut émise autrefois par Brissaud et elle a été renforcée plus récemment par le professeur Joffroy qui a assimilé la chorée à une névrose cérébro-spinale d'évolution. Son apparition non exceptionnelle dans la démence précoce, sa fréquence dans les antécédents des individus atteints de cette maladie sont des arguments puissants en faveur de la nature probablement purement dégénérative de l'affection en question.

Spasmes fonctionnels. — En dehors des mouvements choréiques, on observe chez les déments précoces des spasmes fonctionnels ; mais ils n'apparaissent comme tels qu'au point

coces, *Société médico psychologique*, 28 octobre 1907. *Annales médico-psychologiques*, 1908, tome 1, p. 80.

(1) A. Pélissier, Chorée aiguë et catatonie, *Société de psychiâtrie*, 21 avril 1910. *Encéphale*, mai 1910, n° 3, p. 609.

(2) P. Sainton, *Les chorées chroniques*, rapport au Congrès de Nantes, 1909.

de vue objectif en ce sens qu'ils n'offrent pas cette particularité, qui fait rarement défaut dans les spasmes fonctionnels purs, d'être douloureux. Ces spasmes s'observent d'une manière presque exclusive chez les catatoniques, principalement au niveau des membres supérieurs. Le type en est constitué par ce que l'on a appelé la main persévératrice : la main qui doit saisir un objet se crispe et s'accroche à lui et, si l'on retire l'objet, le membre reste tétanisé pendant un certain temps ; ces crampes s'observent plus ou moins accusées à l'occasion de tous les mouvements, elles s'inscrivent sur les tambours enregistreurs lorsque l'on étudie la courbe de fatigue chez les catatoniques, ou lorsqu'on recherche leur temps de réaction. Beaucoup, parmi les manifestations du négativisme, paraissent rentrer dans le même cadre ; c'est, sans doute, l'opinion de Kahlbaum qui regardait les phénomènes moteurs de la catatonie comme étant de nature purement spasmodique. Le raidissement musculaire que l'on observe chez les catatoniques au moindre attouchement semble révéler l'existence d'une hyperexcitabilité particulière aux muscles.

Tics. — A côté des mouvements stéréotypés qui, dans une certaine mesure, pourraient être rapprochés d'eux, on a signalé, chez les déments précoces, l'existence de véritables tics. Il s'agit là d'une nouvelle manifestation de la dégénérescence qu'il n'est pas surprenant de retrouver chez des malades dont l'hérédité est toujours chargée, au moins dans les cas où les antécédents personnels sont insuffisants pour préparer le terrain. On sait, d'ailleurs, que les tics ne vont ordinairement pas sans quelques troubles psychiques qui n'affectent pas l'intelligence à proprement parler, mais la sphère d'inhibition.

Convulsions. — Tous les auteurs ont signalé l'existence d'accidents convulsifs, de nature épileptoïde ou hystéroïde, au cours de la démence précoce. Kahlbaum a noté la fréquence, dans la catatonie, de crises de convulsions apparaissant d'une façon isolée sans se reproduire dans la suite. Enfin Schüle a signalé des cas dans lesquels la démence précoce a évolué à la suite d'une seule attaque convulsive.

Sans parler des convulsions de l'enfance dont on connait le rôle important dans la genèse ultérieure des épilepsies vraies, on note assez fréquemment des crises épileptoïdes dans les antécédents personnels des déments précoces. Mais, plus fréquemment encore, on les observe au cours de la période d'état de la maladie : ces crises sont ordinairement très espacées, souvent uniques et il est très rare qu'elles constituent le début d'une épilepsie définitive; dans la période de démence confirmée elles n'ont été signalées que d'une façon exceptionnelle. Il semble que ces crises, qui ne diffèrent en rien des crises épileptiques vraies, soient l'indice d'un processus méningitique en voie d'évolution. Elles n'ajoutent rien au pronostic de la maladie et on les observe aussi bien chez les déments à qui la maladie ne pardonnera pas que chez ceux qui bénéficieront de rémissions parfois fort longues.

Les crises hystériformes sont beaucoup plus rares; elles aussi ont été signalées à la période d'état. Elles peuvent faire partie d'une combinaison, lorsque la démence précoce évolue chez un malade préalablement entaché d'hystérie; il se produit alors une intrication de symptômes dans laquelle il est souvent assez difficile de dire ce qui appartient à l'un ou à l'autre de ces deux états.

Contractures. — En dehors de la contracture spéciale que l'on observe chez les malades atteints de catatonie avec négativisme, on peut dire que les contractures, du moins les vraies contractures, sont rares au cours de la démence précoce. Encore celles du négativisme sont-elles elles-mêmes de fausses contractures qui, comme l'a dit très justement Ch. Féré, sont, beaucoup plus souvent qu'on ne croit, des contractures de défense. Dans tous les cas, en admettant qu'il s'agisse de contractures vraies, elles n'existeraient somme toute qu'à l'état latent.

Il faut faire, de même, les plus grandes réserves à l'endroit des crampes signalées par MM. Sérieux et Masselon (1). Il manque en effet aux phénomènes décrits sous ce nom ce caractère douloureux qui ne fait que très exceptionnellement défaut dans les véritables crampes auxquelles, d'ailleurs, ni plus ni moins que les individus sains, les déments précoces ne sont susceptibles d'échapper.

(1) Sérieux et Masselon, loc. cit.

TÉTANIE. — La même remarque s'applique aussi à la tétanie signalée par les mêmes auteurs. En dehors des tétanies symptomatiques d'une infection ou d'une intoxication, il ne semble pas qu'il existe véritablement, sauf très rares exceptions, une tétanie appartenant d'une façon indubitable à la démence précoce.

CATALEPSIE. — La catalepsie, au contraire, en est un symptôme particulièrement fréquent; on l'observe d'une manière courante chez les catatoniques et souvent à la période démentielle de la forme hébéphrénique. Nous en avons déjà parlé à propos des troubles de l'attitude; elle présente les caractères principaux de tous les états cataleptiques : immobilité, continuation, persistance de toutes les modifications imposées. Cette catalepsie est facilitée par la flexibilité cireuse que nous avons signalée aussi et qui permet d'imposer aux membres et aux segments de membres les attitudes les plus pénibles, les plus paradoxales, sans que le malade paraisse souffrir ou ressentir de la fatigue et sans qu'il fasse quoi que ce soit pour lutter contre la gêne. Cependant, dans les attitudes imposées, le dément précoce obéit aux lois de l'équilibre et tous ses mouvements sont parfaitement coordonnés pour maintenir la position qui lui est donnée. Les membres à qui l'on imprime des attitudes cataleptoïdes n'obéissent plus aux lois de la pesanteur, mais, après un temps plus ou moins long, ils s'abaissent lentement et reviennent à la position de repos. On peut rattacher aussi à la catalepsie les mouvements imposés et imités dont nous avons parlé plus haut.

La catalepsie que l'on observe chez les déments précoces diffère de celle bien connue des hystériques par ce fait que les attitudes imposées ne réveillent chez le malade aucune image et que jamais elles ne s'accompagnent de réactions émotionnelles. Naturellement il n'y a pas, non plus, d'état second.

On a l'habitude de décrire des cas particuliers de la catalepsie des déments précoces : par exemple la *main docile* à laquelle on peut imprimer toutes les attitudes.

Kraepelin fait de la catalepsie l'une des modalités de ce que l'on appelle l'automatisme impérieux. M. Janet la regarde comme la conséquence d'une sensation persistant dans un cerveau où ne se produisent pas de sensations antagonistes. La désagrégation mentale que l'on prête aux déments précoces déterminerait une séparation des éléments psychiques et aurait pour conséquence l'impossibilité d'une lutte entre des images ou des sensations contraires.

VI. TROUBLES DE LA VIE DE RELATION SUBCONSCIENTE OU INCONSCIENTE

Les divers actes de la vie de relation sont assurés par les muscles. Parmi ces muscles, les uns, comme l'on sait, sont soumis à l'action de la volonté, ce sont les muscles striés, les autres sont indépendants d'elle, ce sont les muscles lisses. Mais entre les fonctions qui sont assurées exclusivement par des muscles volontaires et celles qui sont assurées par des muscles involontaires, il existe quelques autres fonctions qui participent des deux. Celles-ci, par ce fait qu'elles relèvent en partie de la volonté, nous intéressent et c'est pourquoi nous allons brièvement rechercher comment se comportent, au cours de la démence précoce, les fonctions respiratoires et les fonctions digestives.

Mouvements respiratoires. — Dans une thèse inaugurale qui a fait époque, M. Pachon (1) a démontré que « le *cerveau exerce à l'état normal une influence permanente, un tonus régulier sur la fréquence et le rythme de la respiration.* Cette influence est fort importante ; quand elle se supprime, la *respiration de luxe* tend à disparaître et le *rythme périodique* apparaît ». Le travail de M. Pachon, en dehors de la précédente conclusion qui a une importance considérable, renferme sur le rythme respiratoire dans les maladies mentales, une étude non négligeable dont les matériaux lui ont été fournis par le service de M. Magnan. Cette étude l'a conduit aux conclusions suivantes : « a) Dans les *maladies mentales* avec *excitation*, la fréquence de la respiration est augmentée ; le rythme reste

(1) V. Pachon, *Recherches expérimentales et cliniques sur la fréquence et le rythme de la respiration*, thèse de Paris, 1892.

régulier. — b) Dans les *maladies mentales* avec *dépression* la fréquence respiratoire est diminuée et d'autant plus diminuée que la dépression est plus grande. Le rythme de la respiration devient alors parfois périodique ».

D'autre part, M. A. D'Ormea (1) a observé que la fréquence de la respiration, chez les déments précoces, est à peu de choses près égale à celle des individus normaux, avec un chiffre moyen de 19 mouvements à la minute.

Nos recherches personnelles nous ont montré que le chiffre indiqué par M. D'Ormea n'est exact que si l'on fait abstraction des déments paranoïdes et des déments hébéphréniques : chez les premiers, en effet, la fréquence des mouvements respiratoires s'est montrée à nous comme ordinairement assez diminuée et comme présentant ce que M. Pachon nomme l'*état lent ;* chez les hébéphréniques, au contraire, nous avons observé une tendance très marquée à une élévation au-dessus de la moyenne. Enfin chez les déments catatoniques, nous avons trouvé fréquemment une ébauche de respiration périodique. De ce côté-là aussi nos observations ne concordent pas avec celles de notre distingué confrère italien qui, d'une manière constante, a observé une augmentation de l'amplitude, surtout marquée chez les catatoniques, moins marquée chez les paranoïdes et dépassant de peu la normale chez les déments hébéphréniques.

Cependant, M. D'Ormea dit avoir observé une modification très profonde dans la forme des mouvements, modification caractérisée par des irrégularités surtout expiratoires, par la fréquence d'une respiration périodique *analogue à celle que l'on observe chez les individus vivant à une grande altitude ;* cette remarque nous autorise à croire que le terme de respiration périodique n'a pas la même signification pour lui et pour nous. En effet, P. Bert (2), M. Pachon, dont les études ont porté sur ce point, ont montré que chez les voyageurs accidentels et chez les habitants des hauts lieux il existe non pas une respi-

(1) A. D'Ormea, Ricerche sul ritmo respiratorio nei dementi precoci, *Note e riviste di psichiatria*, n° 1, 1908.

(2) P. Bert, *Recherches expérimentales sur l'influence que les modifications dans la pression barométrique exercent sur les phénomènes de la vie*, Paris, Masson, 1874.

ration périodique, mais seulement une accélération de la respiration due à la raréfaction de l'oxygène. Aussi ne nous est-il pas possible de souscrire à la conclusion de M. D'Ormea qui s'appuie sur l'existence de ce qu'il appelle la respiration périodique pour considérer les déments précoces comme étant altérés d'oxygène : s'il en était ainsi, les déments précoces ne présenteraient pas le type de la respiration périodique, mais le type de la polypnée. C'est pourquoi il ne semble pas qu'il puisse exister un rapport entre cette respiration périodique et l'asphyxie des extrémités que l'on observe chez les catatoniques. Des recherches particulières sur ce point nous ont montré, au contraire, que la fréquence des mouvements respiratoires était diminuée chez les déments catatoniques présentant en même temps de la cyanose des extrémités. Si les déments précoces présentent un ralentissement des échanges, nos recherches ne nous ont pas montré qu'ils cherchent à lutter contre lui.

Nos investigations particulières concordent, en somme, avec celles de M. Pachon; l'hébéphrénie, qui représente une forme d'excitation, présente une augmentation de fréquence, la forme paranoïde, en raison des idées de persécution qui la caractérisent presque toujours, va rarement sans dépression et coïncide avec une diminution de fréquence. Enfin, les déments catatoniques, dont la désagrégation mentale est si marquée, présentent une tendance à la suppression de la respiration de luxe et au rythme périodique.

Fonctions digestives. — On observe chez les déments précoces : des troubles sphinctériens, des borborygmes, des éructations et surtout du mérycisme.

Les crises de constipation, souvent fort longues, que l'on note fréquemment dans la démence précoce, sont, dans beaucoup de cas, indéniablement dues à une résistance aux sollicitations créées par la plénitude rectale : le malade, par négativisme ou pour toute autre raison, se retient et, après un certain nombre de jours, ce qui n'était primitivement qu'une rétention volontaire, devient, par suite de l'accoutumance des tuniques intestinales, une constipation vraie. C'est là qu'il convient de chercher la raison de certains mouvements fébriles, parfois fort accentués, et qui n'arrivent à céder qu'à des purgations répétées.

Ces crises de rétention volontaire ne s'observent guère que dans la forme paranoïde, où elles ont une origine indubitablement délirante, et chez les déments catatoniques chez qui elles constituent une des nombreuses modalités du négativisme.

Mais chez ces derniers malades, on observe d'une façon tout aussi fréquente un relâchement des sphincters, qui est, lui aussi, une manière d'être de la catatonie ; cette incontinence s'associe exceptionnellement à celle de la vessie, sauf dans la phase cachectique de la démence terminale. Cette réserve faite, l'incontinence des matières fécales est toujours temporaire et, dans un certain sens, il semble même que plus la démence est avancée moins cette incontinence non paralytique devienne fréquente.

Il n'y a que peu de choses à dire des borborygmes et des éructations, voire même du hoquet, sinon qu'ils ont été signalés et qu'ils s'observent quelquefois.

Il n'en est pas de même du mérycisme ou rumination dont la fréquence est assez grande pour justifier des études particulières. Certaines de ces études sont d'ailleurs antérieures à la démence précoce telle que nous la connaissons aujourd'hui et le matériel que nous possédons sur ce sujet est composé en majeure partie d'observations anciennes qui ne peuvent que rétrospectivement être cataloguées démence précoce. A l'époque où la notion de la démence précoce n'avait pas encore été généralement adoptée en France, le mérycisme était considéré comme un des stigmates de la dégénérescence et de fait on l'observe surtout chez les plus inférieurs des dégénérés. C'est dans ces conditions surtout qu'il a été recherché et étudié ; or nombreuses sont les observations où il a été noté et qui appartiennent à la démence précoce. Mais nos conceptions actuelles n'infirment en rien les résultats précédents qui sont acquis : le mérycisme, même temporaire, présente des rapports très étroits avec la dégénérescence dont il constitue un des graves symptômes.

Faut-il voir en lui l'expression d'une névrose du pneumogastrique, comme on l'a soutenu (1) ? Nous ne le pensons pas ; nous croyons qu'il s'agit là plutôt d'une simple anomalie

(1) Louët, *Mérycisme et dégénérescence*, thèse de Toulouse, 18.9.

fonctionnelle où ni le nerf pneumogastrique, ni le système sympathique n'ont à voir. La rumination, en effet, ne semble pas avoir de rapports directs avec la musculature lisse du tube digestif. Celle-ci n'a, dans le mérycisme, qu'un rôle purement passif, le rôle actif étant dévolu au diaphragme et aux muscles de la paroi abdominale; avec peu de dégoût et de la patience, la rumination est un phénomène facilement réalisable. Il convient de la rapprocher des régurgitations que l'on observe chez les déments précoces qui ont de la sitiophobie; il suffit d'un très petit nombre de séances d'alimentation artificielle pour qu'ils arrivent, sans peine, à rejeter les aliments introduits dans l'estomac, en contractant leurs muscles abdominaux et leur diaphragme. Si l'on parvient à s'opposer à cette contraction, les régurgitations deviennent impossibles.

SYNTHÈSE

En résumé, on voit qu'il existe dans la démence précoce un ensemble de troubles du mouvement qui peuvent être réunis sous les quatre rubriques suivantes : catatonie, négativisme, suggestibilité et catalepsie, stéréotypie.

La catatonie a longuement retenu l'attention du Congrès de Bruxelles en 1903 à l'occasion de la discussion du très riche rapport de M. Claus (1), et l'on peut dire que cette attention lui était due, car la démence précoce est née de la catatonie de Kahlbaum et c'est par ses particularités physiques que la démence précoce s'est imposée à l'observation des chercheurs. Il serait inutile d'y revenir à nouveau, dix ans après, si le Congrès de Bruxelles n'avait pas discuté de la catatonie-maladie, plutôt que de la catatonie-symptôme. Revenir sur elle n'est donc pas remettre en cause une chose jugée : aussi bien n'avons-nous pas l'intention de nous y attarder longuement, mais seulement de réunir en un faisceau tous les phénomènes qui doivent lui être rapportés.

Catatonie. — La catatonie se ressent, en effet, d'avoir été, dans ses origines et dans l'esprit de Kahlbaum, une maladie autonome; on lui attribue fréquemment des phénomènes qui ne lui appartiennent plus. C'est peut-être là la raison qui a empêché le Congrès de 1903 de régler plus définitivement la question.

La catatonie-symptôme est la persistance anormale de la contraction musculaire dans des muscles ou des groupes de muscles qui ont conservé, cependant, toutes leurs possibilités fonctionnelles. La catatonie n'est pas, en effet, un symptôme définitif, elle apparaît ou disparaît sans causes appréciables,

(1) Claus, Catatonie et stupeur, rapport au *Congrès de Bruxelles*, 1903.

non seulement dans la démence précoce, mais encore dans les autres états mentaux où on l'observe ; car elle n'est pas spéciale à la démence précoce et se retrouve fréquemment, surtout dans les affections à base de stupeur.

On a fait de la catatonie l'expression d'un état d'incoordination psycho-motrice. Il est probable que la catatonie est susceptible de relever de plusieurs causes : la multiplicité de ces causes semble ressortir d'abord de la pathologie comparée : on a rapproché, avec juste raison, l'immobilité du cheval de la catatonie humaine; or l'immobilité du cheval, qui s'accompagne toujours de confusion mentale, se caractérise, au point de vue anatomique, par un épanchement séreux intracrânien avec hypertension ventriculaire. D'autre part, Weber a montré que les tumeurs cérébrales, quelle que soit leur nature, s'accompagnent d'une dissociation des fibres de la substance blanche déterminée par la pénétration, dans le tissu cérébral, de la sérosité épendymaire; il n'est donc pas impossible que les fibres nerveuses destinées à assurer le fonctionnement des systèmes d'association souffrent de cette dissociation et ne soient plus capables d'assurer convenablement la fonction qui leur est dévolue. Cette explication, fût-elle exacte, ne saurait cependant s'appliquer à tous les cas ; elle ne saurait rendre compte de l'observation publiée par M. J. Davidenkoff (1) d'une catatonie nettement améliorée par une strumectomie, elle n'expliquerait peut-être pas la catatonie tardive survenant au cours des psychoses séniles (2) ; mais elle ne saurait être rejetée *a priori* dans l'étiologie de la catatonie survenant soit à la suite des traumatismes et sans adjonction de troubles mentaux, soit au cours des psychoses traumatiques (3).

Enfin nous ne devons pas passer sous silence l'hypothèse, avancée par M. Marie, pour qui la contraction des catatoniques serait due à la panophobie et représenterait une réaction de défense bientôt stéréotypée (4).

(1) J. Davidenkoff, Syndrôme catatonique nettement amélioré à la suite d'une strumectomie. *Encéphale*, 10 août 1911, p. 97.

(2) Mouratoff, Les psychoses séniles et la catatonie tardive. *Journ. nevropatol. i psychiatr.* Moscou, 1910, p. 509.

(3) Von Muralt, Symptôme catatonique consécutif aux traumatismes crâniens. *All. Zeitsch. f. Psych.*, 1900, p. 457.

(4) A. Marie, *Traité international de psychologie pathologique*, tome I, p. 126.

Négativisme. — Le négativisme doit être considéré comme l'exagération de la catatonie : catatonie rigide, a-t-on dit, par opposition à la catatonie flasque. L'excitation tend à exagérer la raideur, les muscles répondent logiquement à une excitation mécanique par une contraction. Le négativisme est la démonstration brutale de la nature non périphérique de la catatonie.

Suggestibilité et catalepsie. — La catatonie dite flasque, combinée à la flexibilité cireuse (obéissance passive aux contractions musculaires provoquées), détermine la stéréotypie des attitudes : suggestibilité et catalepsie.

Stéréotypie des gestes. — Ici nous nous éloignons totalement de la catatonie : la stéréotypie des gestes, très différente de la stéréotypie des attitudes, ne saurait lui être réduite. S'agit-il de monoidéisme, s'agit-il d'automatisme? C'est là une question à laquelle il est difficile de répondre : le monoidéisme ne serait qu'une hypothèse commode et l'automatisme aurait besoin de s'expliquer lui-même. Cependant, c'est encore ce dernier qui répondrait le mieux à la nature des faits : dans un cerveau comme celui du dément précoce, dans lequel il paraît évident qu'il existe, au moins, une diminution ou un affaiblissement de l'activité supérieure, la répétition successive des mêmes gestes faciliterait le déclanchement moteur dans le sens où l'activité motrice a pris l'habitude de s'exercer. La stéréotypie des gestes constituerait donc une application de la loi du rythme psycho-biologique qui est la règle chez les organismes rudimentaires et qui, chez les êtres supérieurs, n'apparaît que lorsque les centres supérieurs, en défaut, deviennent incapables d'assurer la coordination psycho-dynamique (1).

En somme les grands syndrômes moteurs de la démence précoce pourraient, sans doute, se réduire en définitive en :

A) *Catatonie* : 1° rigide : négativisme ; 2° flasque : suggestibilité et catalepsie.

B) *Stéréotypie des gestes.*

(1) Vaschide et Vurpas, Du rythme psycho-biologique dans l'automatisme de certains aliénés, *Société médico-psychologique*, 24 novembre 1902. *Annales médico-psychologiques*, 1903, tome I, p. 267.

DEUXIÈME PARTIE

RECHERCHES DE PHYSIOLOGIE PATHOLOGIQUE

SUR LES

TROUBLES DU MOUVEMENT DANS LA DÉMENCE PRÉCOCE

Les troubles du mouvement peuvent tenir à plusieurs causes : ils peuvent être dus à des modifications locales organiques ou fonctionnelles et être ainsi de nature purement musculaire ; ils peuvent avoir leur origine dans des modifications centrales, cérébrales ou médullaires, altérations matérielles ou dynamiques des neurones moteurs ; enfin les neurones et les muscles restant indemnes, ils peuvent tenir à des modifications des organes qui servent d'intermédiaires entre les neurones et les muscles.

Ce sont là les divers points que nous nous proposons d'étudier dans cette deuxième partie de notre travail.

Nous nous occuperons d'abord de l'*excitabilité musculaire ;* nous étudierons ensuite le *travail* et la *fatigue ;* en troisième lieu, l'étude de la *réflectivité* retiendra un moment notre attention et, après avoir étudié sommairement le *temps de réaction*, nous exposerons, en dernier lieu, les résultats fournis, jusqu'à ce jour, par l'*étude histologique* des centres nerveux dans la démence précoce.

1. EXCITABILITÉ MUSCULAIRE

Dunton a signalé l'hyperexcitabilité des muscles de la face au début de la démence catatonique.

Excitabilité électrique. — De toutes les recherches précises faites jusqu'à ce jour, il résulte que l'excitabilité électrique des muscles est conservée dans la démence précoce. Dans aucun cas, M. Ettore Patini qui, au cours de travaux sur l'inhibition mentale, a examiné un certain nombre de déments précoces, n'a observé l'absence de réaction à ces excitations. Il a même constaté, après Libertini, que le temps de réaction à la contraction électrique est notablement inférieur à celui noté chez les sujets normaux (1).

Les recherches plus directes effectuées par Ostermayer dans la catatonie, c'est-à-dire dans des conditions particulièrement favorables, n'ont montré qu'une simple diminution de l'excitabilité musculaire galvanique. Mais ces modifications ont été observées chez des catatoniques déjà anciens ou atteints de formes particulièrement graves et par conséquent chez lesquels il est très légitime d'admettre que ces modifications étaient dues, soit à un état d'asthénie profonde, soit à une inaction prolongée. D'ailleurs, au cours des rémissions et des améliorations que l'on observe chez les déments précoces, même chez ceux qui ont présenté des phénomènes de catatonie, la *restitutio ad integrum* des fonctions musculaires est toujours parfaite et, d'autre part, chez les déments travailleurs, on peut facilement se rendre compte que les muscles sont susceptibles de fournir un travail qui, quantitativement, n'est pas inférieur à celui fourni par les sujets normaux. Il ne faut donc pas s'étonner de voir qu'au cours de la maladie l'excitabilité électrique des muscles n'est modifiée, au plus, que dans des proportions absolument insignifiantes.

Excitabilité mécanique. — L'excitabilité mécanique des muscles ne peut guère être recherchée que dans les conditions

(1) Ettore Patini : *L'inibizione motrice studiata sperimentalmente negli ammalati di mente*. Naples, 1907.

particulières qui tendent à la provocation des contractions idio-musculaires; c'est dans ce sens, croyons-nous, que Kraepelin a noté l'augmentation de cette excitabilité mécanique. Ostermayer a signalé expressément l'existence de contractions idio-musculaires.

Nous croyons inutile de rappeler ici que ces contractions s'observent ordinairement au niveau des muscles fatigués ou placés dans des conditions physiologiques défavorables : mal nourris ou irrigués par un plasma adultéré; c'est pourquoi on les provoque facilement chez les individus souffrant d'intoxications ou d'intoxinations, spécialement au cours des maladies infectieuses particulièrement débilitantes.

Nos recherches personnelles ne nous ont pas permis de les rencontrer autrement que d'une façon exceptionnelle dans la démence précoce : dans la proportion de 33 0/0 et plus fréquemment chez les hommes (27 0/0) que chez les femmes (6 0/0). Elles se sont montrées plus souvent chez les catatoniques que chez les paranoïdes et elles ont été exceptionnelles chez les hébéphréniques. Il convient d'ajouter que, dans tous les cas, elles se sont révélées à nous comme étant extrêmement légères, parfois retardées, le plus souvent unilatérales, avec une prédominance presque exclusive pour le côté gauche. Enfin, nous avons pu noter que, dans un certain nombre de cas, elles présentent un caractère paradoxal : on sait que les contractions idio-musculaires se produisent normalement au niveau du point excité, dans l'espèce le biceps, à la hauteur même de la région pincée, qu'elles intéressent toutes les fibres, au niveau desquelles se produit une vibration locale entre deux nœuds qui la limitent. Or, chez un certain nombre de déments précoces, atteints de la forme catatonique et, plus particulièrement encore, chez ceux qui présentaient de l'amaigrissement musculaire par suite d'inaction prolongée, le biceps a réagi par la formation d'une seule corde longitudinale au niveau du point où se terminait le pincement; dans ces conditions, il n'y avait pas, comme dans la contraction idio-musculaire classique, formation d'un bourrelet transversal, mais formation d'une corde musculaire longitudinale.

II. TRAVAIL MUSCULAIRE ET FATIGUE

Le travail musculaire a été étudié chez les déments précoces par quelques auteurs. Il convient de retenir surtout, à cet égard, le travail de M. Gaetano Martini (1). Ce travail constitue une application à la pathologie des recherches de G. Pieraccini et de A. Maffei. Ces derniers, en effet, ont établi, à la suite de longues et minutieuses études sur la courbe de production du travail externe utile, la loi normale de la courbe du travail ; pendant la première heure, période d'augment, pendant la seconde et quelquefois la troisième heure, période de rendement maximum, enfin, pendant les heures suivantes, période de déclin progressif.

Les recherches de M. Martini ont porté sur des déments précoces parvenus au stade de démence terminale de leur maladie et soumis à un travail déterminé, analogue à celui auquel sont astreints les prisonniers, c'est-à-dire facilement mesurable. Dans ces conditions, il a observé un allongement très appréciable de la période d'augment, compensé par une prolongation de la période de travail maximum et par une période de déclin fort lente et longuement prolongée. M. Martini en conclut que les déments précoces mettent plus longtemps que les individus normaux à vaincre l'état d'inertie psycho-motrice et à atteindre leur maximum de production, mais que, en revanche, ce maximum est ensuite soutenu d'une façon anormale, « comme s'il y avait là un état de stéréotypie interne » ; qu'en somme ils se montrent peu sensibles aux effets de la fatigue. Le travail de M. Martini a donc une importacce indéniable en raison de ce fait que ses expériences ont un caractère purement pratique et que, par conséquent, elles ne sont pas faussées par ces conditions artificielles qui sont l'échec ordinaire des expériences de laboratoire.

Les différences qui peuvent exister entre les résultats fournis par un travail pratique et ceux fournis par un travail expérimental se font jour au cours des expériences de laboratoire

(1) G. Martini : La curva del lavoro meccanico esterno nei dementi lavoratori. *Ramazzini*, 1908.

elles-mêmes, suivant que l'on se contente d'évaluer la force musculaire à l'aide du dynamomètre à ressort ou que l'on fait exécuter au malade un travail plus défini, à l'ergographe de Mosso, par exemple.

En principe, depuis les recherches de M. Toulouse et celles de M. Meltzer, on considère la force dynamométrique comme étant généralement affaiblie chez les aliénés; à cette notion, Ch. Féré a ajouté celle de la tendance, chez eux comme chez les individus fatigués, à l'égalité de la force des deux côtés. Nous n'avons pas besoin de répéter, après tant d'autres, que le dynamomètre est un instrument infidèle et trompeur. Les individus les plus vigoureux, ceux surtout qui travaillent manuellement, sont ordinairement incapables de faire monter l'aiguille de l'instrument aussi haut que les individus malingres ou que ceux qui ne s'adonnent pas aux travaux manuels : les cals des mains constituent une gène qui s'oppose en partie à la flexion et qui empêche de prendre facilement l'instrument en main. Il est donc difficile d'établir une base permettant de faire des comparaisons puisque déjà les résultats fournis par les individus normaux ne correspondent pas à leur force réelle. Les résultats obtenus par MM. Toulouse et Meltzer, par Féré, nous paraissent donc ne devoir être accueillis que sous toutes réserves. Des recherches faites sur un groupe de prisonniers délinquants ou criminels nous ont fourni, bien que tous fussent dans la force de l'âge, des résultats absolument discordants et ce ne sont pas les plus forts et les plus robustes qui nous ont donné les chiffres les plus élevés; ces chiffres vont : pour la main droite de 16 à 50 avec une moyenne de 28 pour les hommes, de 12 à 26 avec une moyenne de 18 pour les femmes; pour la main gauche de 21 à 51 avec une moyenne de 28 chez les hommes et chez les femmes de 10 à 25 avec une moyenne de 18. On voit donc, en premier lieu, l'écart considérable qui, chez les individus de même valeur, existe entre les chiffres extrêmes et la moyenne, en deuxième lieu, que, même à l'état normal, la tendance à l'égalité, au mancinisme dynamométrique, se fait jour.

Les recherches de même ordre que nous avons pu faire chez les déments précoces n'ont donc qu'une valeur des plus restreintes et si nous nous décidons, néanmoins, à les consigner ici, c'est surtout pour montrer combien leurs résultats concordent peu avec ceux fournis par la méthode ergographique, résultats que nous exposerons plus loin.

Les essais ont porté sur 26 déments précoces, 9 déments catatoniques, 10 déments hébéphréniques et 7 déments paranoïdes; ils nous montrent, en premier lieu, que les chiffres fournis par les trois espèces de déments diffèrent peu les uns des autres; que les uns ne se distinguent pas des autres par des chiffres ou généralement plus élevés ou généralement plus bas; particulièrement les catatoniques les plus caractérisés nous ont donné des chiffres relativement élevés, bien que cette élévation ait été, cependant, moins forte, moins habituelle et moins générale que chez les hébéphréniques; ceux fournis par les paranoïdes leur sont beaucoup plus comparables, quoique inférieurs.

En deuxième lieu, sur le même malade, les divers essais n'ont jamais été semblables, même lorsque ces essais ont été faits coup sur coup : tantôt on pouvait croire qu'il y avait fatigue, tantôt qu'il y avait accoutumance, tantôt oscillations rythmiques.

En troisième lieu, les chiffres les plus élevés ont été fournis indifféremment par l'une ou l'autre main; nous n'avons qu'exceptionnellement observé la tendance au mancinisme signalé par les auteurs et jamais ce mancinisme ne s'est montré constant : on l'observe généralement lors du premier essai, il ne se reproduit que rarement ensuite et c'est sans doute cette circonstance qui a trompé ceux qui n'ont pas cru nécessaire de poursuivre longtemps leurs recherches chez un même malade : une seule mensuration est insuffisante pour formuler une règle.

Enfin et en dernier lieu, si l'on rapproche les résultats fournis par le dynamomètre à ressort de ceux fournis par l'ergographie, selon la méthode de Mosso, on s'aperçoit que ces résultats sont absolument différents : les premiers au dynamomètre sont souvent les derniers à l'ergographe.

RÉSULTATS FOURNIS PAR LE DYNAMOMÈTRE À RESSORT

1° DÉMENTS CATATONIQUES

Hommes :

(1)	Main droite	Moyenne	Main gauche	Moyenne
N° 1 - F.	11 - 9 - 8	9, 3	11 - 5 - 4	7, 6
5 - Fo.	12 - 19 - 21	17, 3	12 - 14 - 20	15, 3
6 - T.	4 - 9 - 9	7, 3	4 - 5 - 10	6, 3
8 - P.	15 - 14 - 11	13, 3	17 - 11 - 9	12, 3
9 - J.	24 - 23 - 25	24,	22 - 19 - 24	21, 6
Th.	14 - 25	19, 5	19 - 27	23,
S.	30 - 26	28,	23 - 27	25,

Femmes :

	Main droite	Moyenne	Main gauche	Moyenne
N°s 12 - T.	3 - ° - °	°	2 - ° - °	°
15 - F.	11 - 19 - 18 - 20	17	11 - 12 - 10 - 8	10, 2

2° DÉMENTS HÉBÉPHRÉNIQUES

Hommes :

	Main droite	Moyenne	Main gauche	Moyenne
N°s 2 - B.	10 - 16 - 10 - 9	11, 2	9 - 15 - 8 - 11	10, 7
4 - Tr.	19	19,	22	22.
10 - M.	1 - 5 - 1	2, 3	2 - 8 - 8	6.
Be.	16 - 23	19, 5	10 - 20	15.
V.	31 - 25	28,	30 - 28	29.
Ch.	19 - 18	18, 5	16 - 16	16.
Ca.	17 - 21	19,	15 - 15	15.
Pe.	18 - 22 - 23	21,	21 - 17 - 19	19.

Femmes :

	Main droite	Moyenne	Main gauche	Moyenne
N°s 17 - M.	16-17-17- 9	14, 7	12-16-18-15	15, 2
18 - Gu.	11-14,5-17-19	15, 3	16-12-13-17,5	14, 6

(1) Ces chiffres sont les numéros d'ordre d'un registre de laboratoire; ils se retrouvent dans le cours de ce travail, toujours affectés aux mêmes malades. Les malades auxquels n'est pas affecté un numéro n'ont pu être utilisés pour les autres recherches.

3° DÉMENTS PARANOIDES

Hommes :

N°s 3 - Pa.	21 - 22 - 16 - 17	19.	19 - 20 - 19 - 17	18, 7
7 - J.	12 - 15 - 10	12, 3	15 - 14 - 7	12.

Femmes :

N°s 11 - P.	16 - 10 - 8,5 - 8	10, 6	16 - 3 - 2,5 - 4	6, 3
13 - Fo.	9 - 9 - 10 - 7	8, 7	9 - 7 - 8,5 - 7,5	8.
14 - G.	9 - 14 - 9	10, 6	6 - 9 - 4	6, 3
16 - Gé.	• - ◦ - ◦	◦	◦ - ◦ - ◦	◦
M.	4 - 1 - 1, 5	2, 1	1 - 1, 5 - 1, 5	1, 3

Les recherches ergographiques sont particulièrement intéressantes chez les déments précoces parce que, non seulement elles nous fournissent des résultats intéressants touchant le travail musculaire et ses modalités, mais encore parce qu'elles nous renseignent sur la fatigue. Ces résultats, il ne faut pas se le dissimuler, n'ont qu'une valeur relative parce qu'ils sont l'effet d'expériences très délicates, parfois fort difficiles, au cours desquelles il faut s'efforcer de vaincre, non seulement l'inertie considérable qu'offrent beaucoup de malades à toutes les sollicitations, mais encore la difficulté que l'on éprouve à fixer leur attention et la mauvaise volonté que certains d'entre eux, surtout parmi les paranoïdes, mettent à se plier aux exigences de ces recherches.

Il est toujours difficile de leur faire observer la cadence nécessaire, d'obtenir d'eux le maximum d'effort, et souvent même, de leur faire accepter la contention du bras en expérience ; fréquemment, il faut abandonner un essai qui semblait devoir donner les meilleurs résultats, au risque de voir le malade briser tous les appareils.

Nous croyons inutile de dire ici ce qu'est l'ergographie et d'en décrire le matériel ; ce sont là des choses connues de tout le monde depuis fort longtemps et la lecture du livre si estimé dans lequel le Pr Mosso (1) a lui-même présenté sa méthode et son matériel suppléera avantageusement à la description que

(1) A. Mosso : *La fatigue intellectuelle et physique*, traduction de M. P. Langlois, Paris, Alcan, 1908.

nous pourrions en faire. Cependant nous devons aviser le lecteur que l'appareil qui nous a servi au cours de nos recherches ne ressemble pas d'une façon parfaite à ceux qui se trouvent dans le commerce; il a été construit sur nos indications, il est complètement inspiré de l'appareil de Mosso, s'il est peut-être moins précis, il est plus solide et se prête mieux ainsi à des recherches sur un personnel dont les écarts sont toujours à redouter; mais enfin ce n'est pas l'appareil classique de Mosso; de telle sorte que les résultats de nos recherches n'ont qu'une valeur relative, ne sont comparables qu'entre eux et ne peuvent, qu'avec précautions, être mis en parallèle avec ceux qui auraient pu être obtenus par d'autres auteurs.

La longueur de ces recherches, leurs difficultés ne nous ont pas permis de les étendre autant que nous l'eussions voulu. Tous les malades ne s'y prêtent pas volontiers, surtout ceux qui présentent des idées de persécution; nous avons été obligé d'opérer un choix et cela explique le pourquoi du nombre restreint de nos expériences; d'autant que nous n'avons pas voulu nous contenter d'un seul essai sur chaque sujet afin d'obtenir des résultats plus probants.

Ces essais ont porté sur 18 malades, 10 hommes et 8 femmes, se divisant en : 7 catatoniques (5 hommes et 2 femmes), 5 hébéphréniques (3 hommes et 2 femmes), 6 paranoïdes (2 hommes et 4 femmes), tous répondant indubitablement à la démence précoce telle qu'elle a été délimitée par Kraepelin.

Les essais ont toujours été établis par séries d'au moins trois avec, entre chaque essai, un intervalle de pose de 2 minutes environ; le travail inscrit a toujours été celui du médius droit soulevant un poids de trois kilogrammes, sauf dans quelques rares cas où il a fallu descendre jusqu'à 2 ou 1 kilogramme. La cadence était fournie par le métronome battant 120 à la minute, à raison d'une contraction tous les deux battements. Les contractions ont été poussées jusqu'à fatigue complète. En l'absence de totalisateur de distance, chaque courbe a été soigneusement mesurée au décimètre, et tous les résultats, pour la commodité des comparaisons, ont été ultérieurement réduits en kilogrammètres-heure (1).

(1) Il m'est particulièrement agréable de remercier ici mon collègue et ami,

Nous donnons ci-dessous le résultat de ces essais.

I. Déments Catatoniques.

Hommes.

N° 1. F... Julien, 30 ans (1), cultivateur, célibataire, entré le 31 mai 1912. Démence précoce à type catatonique, ayant débutée, en 1908, par de la dépression avec idées de ruine et de culpabilité; tentatives de suicide; aucune systématisation. Aujourd'hui, baisse considérable de l'activité volontaire, stéréotypie des réponses, s'occupe un peu, mais pas spontanément. La maladie semble s'être développée à la suite d'une chute sur la tête.

Troubles insignifiants de la réflectivité.

Trois courbes de fatigue prises à l'ergographe, avec deux minutes de pose entre chaque courbe :

Poids soulevé :	1° 3 kg.	2° 3 kg.	3° 3 kg.
Temps :	43"	77"	54"
Hauteur :	0 m. 2925	0 m. 326	0 m. 113
Travail effect. :	0 kgm. 8775	0 kgm 978	0 kgm. 339
Travail-heure :	24 kgmh. 48	45 kgmh. 72	22 kgmh. 572

Caractères généraux des courbes : le malade ne suit qu'à peu près le rythme du métronome, il y a, à chaque contraction, un léger retard; les contractions sont sans vigueur et les lignes d'ascension et de descente sont réunies, non par un angle aigu avec léger ressaut, mais par une courbe. Dans la première courbe on voit s'inscrire la difficulté du démarrage : le malade a mis 5" a achever sa première contraction et ce n'est qu'après cinq contractions que la détente de son doigt a pu se faire complètement. Les contractions suivantes donnent une ligne peu élevée et, pendant longtemps, ces lignes ont une hauteur égale. L'arrêt des contractions se produit brusquement. La deuxième courbe, avec démarrage facile et arrêt brusque, est très longue et peu élevée; les premières contractions sont basses, les suivantes sont plus hautes, puis survient un abaissement progressif terminé par de nombreuses contractions égales et toujours sans vigueur. La troisième courbe est encore moins élevée, on y observe

M. le Dr Loup, qui m'a souvent assisté dans mes essais et qui a bien voulu mettre à ma disposition les malades femmes de son service de l'Asile d'aliénés d'Auxerre.

(1) L'âge indiqué n'est pas l'âge au moment de l'entrée, mais l'âge actuel.

de nombreux arrêts; plus que la précédente, cette courbe est en dos d'âne; le démarrage y est rapide et l'arrêt progressif.

N° 5. F... Marcelin, 20 ans, boulanger, célibataire, entré le 18 décembre 1912; début, en novembre 1912, par confusion extrême avec panophobie rapidement suivie de phénomènes catatoniques très marqués; aujourd'hui, semble amélioré, a engraissé, mais reste apathique, inerte, ne fait rien, présente une diminution marquée des sentiments affectifs et des crises de rire; aucune initiative; hypocatatonie.

Quelques modifications peu importantes de la réflectivité.

Trois courbes de fatigue prises à l'ergographe, avec deux minutes de pose entre chaque courbe :

Poids soulevé :	1° 3 kg.	2° 3 kg.	3° 3 kg.
Temps :	66"	23"5	28"
Hauteur :	1 m. 212	0 m. 651	0 m. 319
Travail effect. :	3 kgm. 637	1 kgm. 963	1 kgm 048
Travail-heure :	198 kgmh. 36	300 kgmh. 78	134 kgmh. 784

Caractères généraux des courbes : le rythme n'est qu'approximativement suivi, il y a une avance à chaque nouvelle contraction; les premières contractions sont assez vigoureuses. La première courbe est plutôt régulière avec démarrage facile et arrêt progressif; de temps à autre, une contraction plus vigoureuse que les précédentes et les suivantes ou moins forte. La deuxième courbe est normale dans ses deux premiers tiers; dans le dernier tiers le relâchement devient difficile, les contractions sont terminées par un plateau; l'avance sur le rythme est plus marquée encore que dans la première courbe; démarrage aisé, arrêt rapide. Troisième courbe, rythme régulièrement suivi sauf quelques arrêts et quelques plateaux surtout fréquents à la fin; contractions plus molles, chute brusque à la fin de la première moitié et descente en lysis; démarrage facile.

N° 6. T... Gilbert, 30 ans, teinturier, célibataire, entré le 27 août 1910; début de la maladie, dans la première moitié de l'année 1908, par des phénomènes dépressifs avec convulsions(?); stéréotypie, attitudes figées; actuellement, apathie profonde, indifférence affective absolue; reste dans l'inaction la plus complète, ne bouge pas; cependant, fait quelques corvées; puérilisme.

Troubles peu importants des reflexes; contractions idio-musculaires faibles.

Trois courbes de fatigue prises à l'ergographe, avec deux minutes de pose entre chaque courbe :

Poids soulevé :	1° 1 kg.	2° 1 kg.	3° 1 kg.
Temps :	61"	58"	40"5
Hauteur :	0 m. 0395	0 m. 0365	0 m. 0745
Travail effect. :	0 kgm. 0395	0 kgm. 0365	0 kgm. 0745
Travail-heure :	2 kgmh. 304	2 kgmh. 232	6 kgmh. 6204

Caractères généraux des courbes : dans les deux premières courbes les contractions sont à peine sensibles, les premières sont les plus fortes, l'arrêt est lent et progressif; aucune vigueur dans les contractions. La troisième courbe, plus courte, est un peu plus vigoureuse, elle présente, en dehors de cela, les mêmes caractères que les deux premières.

N° 8. P... Jean, environ 40 ans, profession et état civil inconnus. Aucun renseignement sur ce malade qui est entré le 18 décembre 1908, par transfert d'un asile où il se trouvait depuis longtemps. Démence précoce catatonique avec mutisme et phénomènes d'opposition ; reste figé, ne répond pas.

Pas de troubles de la réflectivité; contractions idio-musculaires.

Trois courbes de fatigue prises à l'ergographe, avec deux minutes de pose entre chaque courbe :

Poids soulevé :	1° 3 kg.	2° 3 kg.	3° 3 kg.
Temps :	83"5	76"5	84"
Hauteur :	0 m. 459	0 m. 417	0 m. 656
Travail effect. :	1 kgm. 378	1 kgm. 251	1 kgm. 968
Travail-heure :	59 kgmh. 4	58 kgmh. 68	84 kgmh. 24

Caractères généraux des courbes : dans les trois courbes, et, surtout, dans les deux premières, il y a un retard appréciable sur le rythme, les contractions ont une petite amplitude, le profil des courbes est ondulé, l'arrêt est lent et progressif. Dans les deux premières courbes les contractions sont sans vigueur, elles sont presque toutes terminées par des plateaux, dont quelques uns sont très accusés. Dans la troisième courbe, les contractions sont plus franches.

N° 9. Ja... Paul, 52 ans, cultivateur, célibataire, entré le 15 novembre 1908; malade depuis de longues années; dépression progressive entrecoupée de périodes d'excitation occasionnées par des excès alcooliques; actuellement, présente un état catatonique caractérisé, ne bouge pas, n'a aucune espèce d'initiative, sait où il est, répond par monosyllabes mais judicieusement quand on lui parle, paraît n'avoir rien oublié; ne travaille pas, présente une cyanose des extrémités déjà ancienne ayant déterminé un véritable état éléphantiasique des membres inférieurs.

Troubles peu importants de la réflectivité.

Trois courbes de fatigue prises à l'ergographe, avec deux minutes de pose entre chaque courbe :

Poids soulevé :	1° 3 kg.	2° 3 kg.	3° 3 kg.
Temps :	73"	46"	55"5
Hauteur :	0 m. 735	0 m. 0985	0 m. 098
Travail effect. :	1 kgm. 125	0 kgm. 0985	0 kgm. 294
Travail-heure :	55 kgmh. 44	23 kgmh. 112	19 kgmh. 044

Caractères généraux des courbes : dans la première courbe, le démarrage est difficile, il y a un retard sur le rythme avec quelques arrêts; l'arrêt est lent et progressif. Les contractions ne sont que moyennement vigoureuses, il y a des plateaux surtout au début et au milieu; vers la fin, ces plateaux sont constants avec retard considérable sur le rythme. Dans la deuxième courbe, le démarrage paraît plus facile, mais les contractions restent très faibles avec légère ondulation du profil de la courbe, qui est très courte; l'arrêt est progressif et régulier, il y a du retard sur le rythme et les contractions sont sans vigueur. Dans la troisième courbe, le démarrage est facile, il y a, comme précédemment, du retard sur le rythme, l'arrêt est progressif et très lent; les contractions sont à peine sensibles et se terminent toutes par un plateau.

Femmes.

N° 12. T... Berthe, 28 ans, sans profession, mariée, entrée le 14 août 1912; début de la maladie, vers le milieu de 1911, par des idées d'empoisonnement vagues et non systématisées, une dépression considérable avec une tendance au mutisme et au négativisme. Aujourd'hui il y a un arrêt psychique considérable, une inertie complète; la malade doit rester alitée.

Troubles peu marqués de la réflectivité.

Trois courbes de fatigue prises à l'ergographe, avec deux minutes de pose entre chaque courbe :

Poids soulevé :	1° 2 kg.	2° 2 kg.	3° 2 kg.
Temps :	73"	80"	84"
Hauteur :	0 m. 44	0 m. 433	0 m. 365
Travail effect. :	0 kgm. 88	0 kgm. 866	0 kgm. 730
Travail-heure :	43 kgmh. 2	38 kgmh. 88	31 kgmh. 284

Caractères généraux des courbes : les trois courbes sont régulières et extrêmement allongées; le démarrage y est facile, l'arrêt est assez brusque dans les deux premières courbes, lent et progressif dans la troisième; sauf dans la troisième courbe, il y a du retard sur le rythme; il y a quelques arrêts dans la première courbe. D'une façon constante, les contractions sont faibles, cette faiblesse étant plus marquée dans la troisième courbe que dans la deuxième et plus marquée dans celle-ci que dans la première; il n'existe qu'une tendance au plateau; enfin, le profil des trois courbes est régulièrement descendant.

N° 15. F... Marie, 29 ans, institutrice, célibataire, entrée le 22 juin 1908; début de la maladie, dans le courant de l'année 1905, par confusion mentale avec panophobie, idées d'empoisonnement, crises hystériformes. Aujourd'hui, démence confirmée, apathie profonde, reste figée, sans rien faire; stéréotypie des attitudes, indifférence émotionnelle et affective.

Pas de troubles importants de la réflectivité.

Cinq courbes de fatigue prises à l'ergographe, avec deux minutes de pose entre chaque courbe :

Poids soulevé :	1° 3 kg.	2° 3 kg.	3° 3 kg.	4° 3 kg.	5° 3 kg.
Temps :	76"	80"	83"	82"	86"
Hauteur :	0 m. 625	0 m. 510	0 m. 72	0 m. 636	0 m. 774
Travail effect. :	1 kgm. 875	1 kgm. 530	2 kgm. 16	1 kgm. 908	2 kgm. 322
Travail-heure :	88 kgmh. 812	78 kgmh. 85	94 kgmh. 476	83 kgmh. 764	97 kgmh. 2

Caractères généraux des courbes : on observe un retard peu sensible sur le rythme; sauf dans la première courbe, le démarrage est facile; mais, surtout dans les trois dernières courbes, la première contraction est plus faible que les suivantes qui croissent progressivement jusqu'à un fastigium durant un assez long temps; l'arrêt est assez brusque, sauf dans la deuxième et la cinquième courbes. A part les premières contractions de la première courbe, les contractions sont peu vigoureuses, mais il n'y a pas de plateaux proprement dits et il n'y a d'arrêts que dans les deux dernières courbes. Les courbes sont très allongées, peu élevées et leur profil est généralement descendant.

II. Déments hébéphréniques.

Hommes.

N° 2. B... Charles, 27 ans, étudiant, célibataire; entré le 22 octobre 1907; début, vers 1905, par des préoccupations hypochondriaques, rapidement suivies de crises d'agitation avec impulsions, hallucinations.

Aujourd'hui, stéréotypie des gestes et des actes; démence confirmée, ne travaille, ni ne s'occupe; attention très difficile à fixer, ne répond pas. A noter que ce malade a obtenu, autrefois, une récompense aux Jeux Floraux.

Troubles insignifiants de la réflectivité.

Quatre courbes de fatigue prises à l'ergographe, avec deux minutes de pose entre chaque courbe.

Poids soulevé :	1° 1 kg.	2° 1 kg.	3° 2 kg.	4° 2 kg.
Temps :	77"	77"	80"	78"
Hauteur :	0 m. 278	0 m. 968	0 m. 583	0 m. 408
Travail effect. :	0 kgm. 278	0 kgm. 968	1 kgm. 166	1 kgm. 224
Travail-heure :	23 kgmh. 76	45 kgmh. 25	52 kgmh. 47	56 kgmh. 48

Trois autres courbes prises dans les mêmes conditions :

Poids soulevé :	1° 3 kg.	2° 3 kg.	3° 3 kg.
Temps :	53"	53"	62"
Hauteur :	0 m. 395	0 m. 468	0 m. 264
Travail effect. :	1 kgm. 185	1 kgm. 401	0 kgm. 792
Travail-heure :	80 kgmh. 28	95 kgmh. 01	42 kgmh. 72

Caractères généraux des courbes : les quatre premiers ergogrammes de ce malade sont très curieux ; ils sont constitués, en quelque sorte, par une série de ponts plus ou moins espacés, en raison de la fréquence irrégulière des arrêts. Les contractions ont été absolument indépendantes du rythme et elles se sont montrées plus fréquentes dans les deuxième et troisième courbes. Le démarrage n'a été difficile que dans les troisième et quatrième courbes où l'arrêt a été, aussi, plus progressif que dans les deux premières ; dans celles-ci, en effet, il est brusque, précédé d'une haute contraction et par conséquent non déterminé par la fatigue musculaire. Les contractions ne sont pas vigoureuses, elles se font, fréquemment, en plusieurs fois, en escalier, et les plateaux sont, pour ainsi dire, la règle ; certains de ces plateaux ont une durée de 2" ; les arrêts sont fréquents. Le profil des courbes est très irrégulier et, pour ainsi dire, indescriptible. Il nous a été impossible d'obtenir des contractions avec un poids de 3 kilog. ; pour les deux premières courbes il a fallu descendre jusqu'à 1 kilog., mais les deux dernières ont pu être obtenues avec 2 kilog.

Les trois derniers ergogrammes, pris vingt et un jours après, ont pu être obtenus avec 3 kilog. Le premier, seul, rappelle les précédents. Le démarrage y a été difficile, mais moins que dans le troisième où il a duré plus de trois secondes ; l'arrêt est assez rapide dans les trois courbes. Périodiquement seulement, il y a tendance à l'observation du rythme. Les contractions sont assez vigoureuses, assez élevées, surtout dans le deuxième ergogramme ; il y a encore fréquemment des plateaux, mais moins que dans la première série. La troisième courbe, où il y a moins de plateaux, présente de nombreuses contractions ainsi que de nombreuses descentes en escalier. On observe parfois des contractions adventices sur les plateaux. Les profils ont une allure généralement descendante, mais ils restent irréguliers.

N° 4. T... Julien, 28 ans, négociant, célibataire; entré le 27 janvier 1913; début de la maladie, en décembre 1912, par changement de caractère, agitation, confusion, diminution du sens moral, tendance aux fugues et à la violence. En ce moment, est agité, grossier, à l'occasion violent, inconscient de sa situation et de son état; perte des sentiments affectifs.

Quelques troubles de la réflectivité; contractions idio-musculaires.

Trois courbes de fatigue prises à l'ergographe, avec deux minutes de pose entre chaque courbe :

Poids soulevé :	1° 3 kg.	2° 3 kg.	3° 3 kg.
Temps :	87"	34"	65"5
Hauteur :	0 m. 833	0 m. 3725	0 m. 645
Travail effect. :	2 kgm. 499	1 kgm. 117	1 kgm. 935
Travail-heure :	103 kgmh. 392	118 kgmh. 296	106 kgmh. 344

Caractères généraux des courbes : dans les première et troisième courbes le rythme est quelquefois irrégulier avec, le plus souvent, du retard et quelques arrêts ; il est plus régulier dans la deuxième courbe. Le démarrage a été facile, l'arrêt généralement plutôt brusque. Les contractions n'ont été que moyennement vigoureuses ; il y a quelques plateaux. Les courbes, sauf la deuxième, sont allongées, basses et les profils sont ondulés.

N° 10. M... Albert, 23 ans, sans profession, célibataire, entré le 20 février 1907 ; début de la maladie, en juillet 1906, par de l'excitation maniaque, chants, rires, pleurs, confusion hallucinatoire. Aujourd'hui est stéréotypé, répond à peine quand on lui parle ; cependant n'est pas désorienté, mais est apathique, ne fait montre d'aucun sentiment affectif; s'occupe un peu, mais est sans initiative et ne fait que des corvées.

Pas de troubles de la réflectivité.

Trois courbes de fatigue prises à l'ergographe, avec deux minutes de pose entre chaque courbe :

Poids soulevé :	1° 3 kg.	2° 3 kg.	3° 3 kg.
Temps :	65"	33"	55"5
Hauteur :	1 m. 08	0 m. 506	0 m. 754
Travail effect. :	3 kgm. 241	1 kgm. 518	2 kgm. 262
Travail-heure :	179 kgmh. 406	165 kgmh. 6	146 kgmh. 7

Caractères généraux des courbes : ces courbes rappellent, en partie, celles fournies par le malade n° 2, sauf que les nombreux plateaux sont ici incurvés, précédés et suivis presque toujours, d'une ascension et d'une descente en escalier. Il y a de nombreux arrêts, des indécisions ; le rythme n'est observé que par à coups, le plus souvent il y a du retard. Le démarrage n'a été un peu difficile que dans la première courbe, l'arrêt a toujours été brusque. Les contractions sont ordinairement vigoureuses ; il y a, en dehors des plateaux signalés précédemment, des contractions adventices. Les profils sont ondulés.

Femmes.

N° 17. M.. Marie, 33 ans, ménagère, mariée, entrée le 15 juin 1911 ; début de la maladie, il y a plus de 15 ans, par des accès successifs qui, depuis son mariage, se sont répétés ensuite à l'occasion de toutes ses grossesses et par des crises passagères au moment des règles : excitation, fugues, désorientation profonde. A l'heure actuelle, est tranquille, travaille, mais reste indifférente, sans initiative ; ne se préoccupe pas des siens, ne semble pas désirer sortir ; la mémoire est conservée et il n'y a pas trace, en dépit des nombreux accès antérieurs, d'affaiblissement intellectuel, en dehors des sphères émotive et affective.

Troubles marqués de la réflectivité.

Trois courbes de fatigue prises à l'ergographe, avec deux minutes de pose entre chaque courbe :

Poids soulevé :	1° 3 kg.	2° 3 kg.	3° 3 kg.
Temps :	80"	82"5	81"
Hauteur :	1 m. 107	0 m. 902	0 m. 728
Travail effect. :	3 kgm. 321	2 kgm. 706	2 kgm. 184
Travail-heure :	149 kgmh. 445	118 kgmh. 08	97 kgmh. 0704

Caractères généraux des courbes : ces trois courbes sont assez régulières. Le rythme est ordinairement observé avec un très léger retard ; démarrage un peu pénible, surtout pour les deux premières courbes ; l'arrêt de la deuxième courbe est un peu brusque. Les contractions ne sont qu'un peu molles, il n'y a pas de plateau, mais il y a des traces de contraction en escalier. Les profils ont une allure à peu près généralement descendante.

N° 18. Go... Marie, 26 ans, sans profession, mariée, entrée le 2 décembre 1908 ; début de la maladie au cours de l'année 1906 où, étant grosse, elle se figurait être enceinte d'un serpent ; bientôt, crises irraisonnées de colère, alternatives d'excitation et de dépression, diminution considérable des sentiments affectifs, logorrhée, fugues, impulsivité. Plusieurs crises semblables, imparfaitement guéries, ont nécessité des internements successifs. Aujourd'hui, se trouve dans un état de démence confirmée : stéréotypie des gestes et des actes, maniérisme, indifférence émotive et affective complète, soliloque incessant.

Troubles insignifiants de la réflectivité.

Cinq courbes de fatigue prises à l'ergographe, avec deux minutes de pose entre chaque courbe.

Poids soulevé :	1° 3 kg.	2° 3 kg.	3° 3 kg.	4° 3 kg.	5° 3 kg.
Temps :	64"	73"5	82"	46"	83"5
Hauteur :	0 m. 832	0 m. 813	0 m. 481	0 m. 412	0 m. 459
Travail effect. :	2 kgm. 496	2 kgm. 439	1 kgm. 443	1 kgm. 236	1 kgm. 377
Travail-heure :	140 kgmh. 4	119kgmh.448	63 kgmh. 324	96 kgmh. 696	57 kgmh. 96

Caractères généraux des courbes : les ergogrammes de cette malade sont assez irréguliers, surtout le deuxième, qui présente des arrêts. Démarrage assez facile, sauf dans les troisième et quatrième courbes. L'arrêt est lent et progressif ; les premières contractions sont seules assez vigoureuses, surtout dans la deuxième courbe où l'on observe, aussi, des contractions adventices, des ascensions et des descentes en escalier. Les profils sont assez régulièrement descendants.

III. Déments paranoïdes.

Hommes.

N° 3. P.. Henri, 39 ans, menuisier, marié ; entré le 4 février 1908 ; début de la maladie, au commencement de 1903, par des idées mal systématisées de persécution, reposant sur des hallucinations de l'ouïe et de fausses interprétations ; métabolisme, assez confus. Actuellement, erreurs de lieu, de temps et de personnes ; stéréotypie des gestes et des actes, un peu de maniérisme. Fait des corvées. A signaler, l'appoint alcoolique et l'hérédité paternelle alcoolique.

Troubles insignifiants de la réflectivité.

Trois courbes de fatigue prises à l'ergographe, avec deux minutes de pose entre chaque courbe :

Poids soulevé :	1° 3 kg.	2° 3 kg.	3° 3 kg.
Temps :	24"	39"	35"
Hauteur :	0 m. 368	0 m. 8305	0 m. 59
Travail effect. :	1 kgm. 104	2 kgm. 491	1 kgm. 77
Travail-heure :	165 kgmh. 6	229 kgmh. 968	182 kgmh. 052

Caractères généraux des courbes : le rythme n'a pu être imposé ; le malade, s'étant imaginé qu'en tirant sur le poids il infligeait un supplice épouvantable à ses ennemis, a tiré le plus vite possible en répétant : « Voilà ! Voilà ! Nous les tenons ! ». Le démarrage a été difficile : dans les première et troisième courbes il a été précédé de petites contractions préparatoires, dans la deuxième il s'est fait par une ascension en escalier suivie d'un plateau. Dans les deux dernières courbes, le malade finissait par ne plus relâcher entièrement son médius de telle sorte que la courbe paraît renversée et que l'arrêt est brusque, avec descente en escalier. Les contractions sont généralement très nettes, mais irrégulières ; dans toutes les courbes, il y a des arrêts et, dans les deux dernières, il y a des plateaux, dont un d'une seconde dans la deuxième courbe. Les profils sont irréguliers, en dos d'âne dans la première courbe, ondulés dans les autres.

N° 7. J... Paul, 33 ans, séminariste, célibataire, entré le 6 septembre 1901 ; début de la maladie, en avril 1901, par un changement considérable dans sa manière d'être ; idées de grandeur et de persécution mal systématisées, actions bizarres, hallucinations de l'ouïe. Actuellement, se trouve dans la période de démence confirmée, est toujours halluciné, mais tranquille ; présente de la stéréotypie des attitudes, répond convenablement quand on lui parle ; souvenirs anciens conservés.

Pas de troubles importants de la réflectivité, contractions idio-musculaires légères.

Trois courbes de fatigue prises à l'ergographe, avec deux minutes de pose entre chaque courbe :

Poids soulevé :	1° 3 kg.	2° 3 kg.	3° 3 kg.
Temps :	73"	35"	35"
Hauteur :	1 m. 058	0 m. 798	0 m. 839
Travail effect. :	3 kgm. 175	2 kgm. 395	2 kgm. 518
Travail-heure :	156 kgmh. 6	246 kgmh. 384	259 kgmh. 045

Caractères généraux des courbes : la première courbe présente, dans la première moitié, un retard considérable sur le rythme qui peu à peu s'atténue, l'accélération grandit et le malade finit par soulever le poids le plus vite possible ; cette accélération se montre aussi, mais d'une façon constante, dans les deux autres courbes, le malade ne prenant plus toujours la peine de relâcher entièrement son doigt. Dans la première courbe seule, le démarrage est difficile avec une première ascension en escalier et un plateau. Dans les deux autres courbes, augmentation progressive de l'amplitude des contractions. Les arrêts sont plutôt brusques. Seules, les contractions accélérées sont vigoureuses, nettes, mais de petite amplitude. Il n'y a de plateaux avec lignes en escalier que dans la partie ralentie de la première courbe. Les profils sont ondulés.

Femmes.

N° 11. P.. Alphonsine, 28 ans, journalière, célibataire, entrée le 26 novembre 1912; début de la maladie, vers 1905, par idées de persécution, hallucinations de l'ouïe et de la sensibilité générale, fausses interprétations; réticente, se figure être mariée. Aujourd'hui, persistance des idées de persécution avec diminution considérable de l'activité volontaire, hypocatatonisme ; perte des sentiments affectifs ; ne travaille pas.

Pas de troubles importants de la réflectivité. Contractions idio-musculaires.

Quatre courbes de fatigue prises à l'ergographe, avec deux minutes de pose entre chaque courbe :

Poids soulevé :	1° 2 kg.	2° 2 kg.	3° 2 kg.	4° 2 kg.
Temps :	80"	57"5	68"	83"
Hauteur :	0 m. 8455	0 m. 59	0 m. 3913	0 m. 687
Travail effect. :	1 kgm. 691	1 kgm. 18	0 kgm. 789	1 kgm. 374
Travail-heure :	75 kgmh. 96	73 kgmh. 872	41 kgmh. 76	59 kgmh. 5944

Caractères généraux des courbes : courbes généralement régulières, de petite amplitude et allongées. Le rythme est ordinairement convenablement suivi, il y a quelques arrêts dans les première, deuxième et quatrième courbes. Le démarrage a été un peu lent dans la première courbe et un peu pénible dans la deuxième. Les arrêts ont été lents et progressifs, surtout dans les deuxième et troisième courbes. Les contractions ont été assez vigoureuses, les plateaux sont rares, il y a quelques contractions en escalier, l'amplitude a été croissante au début des trois dernières courbes ; enfin, les profils sont régulièrement descendants.

N° 13. Fa.. Louise, 37 ans, sans profession, célibataire, entrée le 18 mai 1906 ; début de la maladie, dans le courant de l'année 1900, par des idées de persécution avec réactions violentes ; aujourd'hui, est dans un état de démence confirmée, déprimée, apathique, répond à grand peine quand on lui parle, travaille cependant un peu à la couture.

Troubles peu importants de la réflectivité.

Trois courbes de fatigue prises à l'ergographe, avec deux minutes de pose entre chaque courbe :

Poids soulevé :	1° 3 kg.	2° 3 kg.	3° 3 kg.
Temps :	44"5	30"5	29"
Hauteur :	0 m. 542	0 m. 304	0 m. 260
Travail effect. :	1 kgm. 621	0 kgm. 912	0 kgm. 780
Travail-heure :	131 kgmh. 04	107 kgmh. 64	96 kgmh. 48

Caractères généraux des courbes : les deux premières sont seules un peu régulières. Nous observons un retard constant sur le rythme, une difficulté persistante dans le démarrage. Les arrêts ont tous été brusques. Les contractions sont assez vigoureuses, il y a quelques plateaux, quelques lignes en escalier, surtout dans les deux dernières courbes et, pour ainsi dire, pas d'arrêts. L'amplitude des contractions est d'abord croissante, puis décroissante ; les profils sont en dos d'âne.

N° 14. G.. Arthémise, 32 ans, sans profession, mariée, entrée le 2 août 1912 ; début de la maladie, dans le courant de l'année 1909, par dépression, idées obsédantes de suicide, hallucinations avec idées de persécution, excitation, logorrhée, impulsions violentes, maniérisme. Aujourd'hui, hypocatatonisme, indifférence émotionnelle et affective, ne fait rien.

Troubles insignifiants de la réflectivité.

Trois courbes de fatigue, prises à l'ergographe, avec deux minutes de pose entre chaque courbe :

Poids soulevé :	1° 2 kg.	2° 2 kg.	3° 2 kg.
Temps :	59"	57"	60"
Hauteur :	0 m. 677	0 m. 398	0 m. 406
Travail effect. :	1 kgm. 354	0 kgm. 796	0 kgm. 812
Travail-heure :	82 kgmh. 62	50 kgmh. 256	44 kgmh. 28

Caractères généraux des courbes : seules, les deux premières courbes sont assez régulières. Le rythme a été généralement suivi, le démarrage a été un peu pénible dans la troisième et surtout dans la deuxième courbe. Les arrêts ont été lents et progressifs. Les contractions, vigoureuses dans la première courbe, l'ont été moins dans la deuxième et moins encore dans la troisième ; on observe des plateaux et des lignes en escalier dans les deux dernières courbes ; il y a une irrégularité de l'amplitude. Le profil de la première courbe est généralement descendant, celui de la deuxième est en dos d'âne et celui de la troisième est ondulé.

N° 16. Ge.. Yvonne, 20 ans, vendeuse, célibataire, entrée le 9 août 1911 ; début de la maladie, vers la fin de 1910, par des idées de grandeur et de persécution reposant sur des hallucinations de l'ouïe et de la sensibilité générale pénibles et obsédantes ; fugues, systématisation précaire du délire. A l'heure actuelle, cet état persiste mais il se complique de tendances à la stéréotypie des attitudes et au négativisme.

L'examen des réflexes a été complètement impossible.

Cinq courbes de fatigue prises à l'ergographe, avec deux minutes de pose entre chaque courbe :

Poids soulevé :	1° 3 kg.	2° 3 kg.	3° 3 kg.	4° 3 kg.	5° 3 kg.
Temps :	74"	67"	62"	45"	36"
Hauteur :	0 m. 599	0 m. 391	0 m. 482	0 m. 187	0 m. 067
Travail effect. :	1 kgm. 797	1 kgm. 173	1 kgm. 446	0 kgm. 561	0 kgm. 202
Travail-heure :	87 kgmh. 408	63 kgmh.	83 kgmh. 952	44 kgmh. 856	20 kgmh. 16

Caractères généraux des courbes : courbes généralement régulières, de longueur et d'amplitude décroissantes, de la première à la dernière. Le rythme a été généralement observé, il n'y a d'arrêts nets que dans la première courbe. Sauf dans la première courbe, démarrage facile, arrêts lents et progressifs, contractions peu vigoureuses, de moins en moins franches dans les courbes successives ; quelques très rares plateaux, quelques contractions adventices et quelques lignes en escalier. Les courbes ont un profil régulièrement descendant.

En somme, les ergogrammes les plus réguliers sont ceux qui nous ont été donnés par les déments catatoniques, c'est-à-dire par les déments qui présentent les troubles du mouvement les plus nombreux et les plus caractéristiques. Cette régularité des ergogrammes se retrouve aussi chez les déments paranoïdes qui tendent à se rapprocher de la normale. Mais, cependant, dans la forme hébéphrénique, comme dans les deux autres formes, à côté de courbes anormales, on en rencontre aussi qui s'écartent peu de celles données par les individus sains.

Il existe une difficulté générale à suivre le rythme : le retard est le plus fréquent. Les plus petites amplitudes ont été fournies par les déments catatoniques, dont certains se donnaient tout juste la peine de tirer sur le poids. Le travail journalier ne semble pas contribuer à rendre les courbes normales. Ces courbes ont, chez chaque malade, un profil qui leur est personnel, elles sont particulièrement basses et allongées et, de ce côté-là, elles corroborent les recherches de M. Martini que nous avons analysées plus haut.

La difficulté du démarrage a été fréquente, surtout chez les déments paranoïdes et c'est chez les déments catatoniques qu'elle s'est montrée la plus rare. La présence de plateaux, surtout fréquents chez les hébéphréniques, montre qu'il existe des crampes chez certains de ces malades. Mais il ne paraît pas s'agir là de véritables crampes d'origine exclusivement musculaire, car elles ne sont pas, comme il arrive à l'ordinaire, rapidement suivies des signes de la fatigue. Il resterait donc à rechercher la cause prochaine de la persistance des contractions et du retard dans le relâchement.

Le travail-heure fourni par les catatoniques est notablement moins élevé que celui fourni par les déments hébéphréniques et par les déments paranoïdes. Ces derniers sont généralement ceux qui donnent les plus hauts chiffres.

Enfin, l'influence de la fatigue s'est surtout fait sentir à partir de la troisième courbe, dans une même série d'essais.

Il y aurait encore beaucoup de choses à dire sur ces ergogrammes ; mais, dans la crainte d'être entraîné trop loin, nous croyons sage de borner là, pour le moment du moins, nos remarques. Il se dégage de ces conclusions provisoires que les troubles du mouvement dans la démence précoce ne paraissent pas pouvoir être expliqués par des altérations locales et périphériques et que, dans tous les cas, puisque une formule unique ne peut s'en dégager, ces troubles ne seraient pas « musculairement » significatifs. Il convient de remarquer, au surplus, que les ergogrammes sont proportionnellement plus réguliers dans la forme de la démence précoce qui présente le plus grand nombre de troubles du mouvement.

Avant de passer aux recherches suivantes, il importe de justifier les reproches que nous adressions plus haut au dynamomètre de Régnier, de donner des indications qui diffèrent du tout au tout de celles fournies par l'ergographe.

Le tableau comparatif ci-dessous nous servira de justification.

N° d'ordre des malades	Moyenne des résultats fournis au dynamomètre avec la main droite	N° d'ordre des malades	Moyenne du travail heure fourni par le médius droit à l'ergographe
9	24 kgm	7	220 kgmh
3	19	5	211
4	19	3	192
5	17,3	10	165
15	17	17	121
18	15,3	13	111
17	14,7	4	109
8	13,3	18	95
7	12,3	15	87
2	11,2	2	72
14	10,6	8	67
11	10,6	11	62
1	9,3	16	59,8
13	8,7	14	59
6	7,3	12	37
10	2,3	9	32
12	0	1	30
16	0	6	3

Nous avions donc raison de dire que, souvent, les premiers au dynamomètre sont les derniers à l'ergographe.

III. RÉFLECTIVITÉ

Nous venons de voir que l'étude physiologique des muscles dans la démence précoce ne nous révèle pas l'existence, dans cette affection, tout au moins dans les conditions ordinaires de la maladie, de troubles évidents et systématisés de la fonction musculaire proprement dite ; qu'en un mot les muscles y restent excitables aux incitations dont on peut user chez l'être vivant et que ces incitations déterminent des effets qui se rapprochent, autant qu'il est possible, sinon toujours, du moins souvent, de ceux que l'on observe chez les individus normaux ; que d'autre part les modalités inhabituelles que l'on note dans la fonction musculaire des déments précoces, ne semblent pas tenir à des altérations du tissu.

Il convient donc de rechercher ailleurs, en un autre point de ce circuit le long duquel se meuvent les influences physico-chimiques qui assurent la vie de relation, les raisons de ces manières d'être particulières qui caractérisent le mouvement dans la démence précoce.

Chez les animaux supérieurs et dans les conditions ordinaires de la vie, la mise en jeu de la fonction musculaire se produit rarement à la suite d'excitations directes. Chez ces êtres hautement différenciés il existe toujours, entre le muscle et l'excitant, une série de plus ou moins nombreux intermédiaires qui font de la contraction du tissu un acte constamment indirect; d'autres organes, en effet, sont chargés de recevoir l'excitation, de la conduire, de la réfléchir et de la transformer en une incitation que, seule, connaît le muscle. C'est pourquoi l'on dit de la contraction musculaire naturelle qu'elle est l'un des éléments d'un acte réflexe.

Aussi, allons-nous rechercher maintenant s'il existe, chez les déments précoces, en un point quelconque de ces voies ou de ces relais dont nous parlions plus haut, des modifications susceptibles de nous donner la clef des troubles observés; si les excitations portées en dehors des muscles sont susceptibles de déterminer des contractions et si ces contractions réflexes présentent ou non des caractères normaux.

Les recherches faites sur les actes réflexes des déments précoces sont assez nombreuses et il convient de dire, avant de les exposer succintement, qu'elles n'ont donné, entre les mains des divers auteurs, que des résultats discordants. On a dit, en thèse générale, que les réflexes tendineux sont plutôt exagérés qu'abolis, que le réflexe cutané plantaire est aboli, que les réflexes lumineux et accommodateur sont affaiblis. Kraepelin a déjà signalé l'exagération, parfois très accentuée, des réflexes tendineux. MM. Sérieux et Masselon ont observé une exagération du réflexe patellaire dans 73 0/0 des cas et du réflexe du poignet dans 70 0/0; une diminution ou une abolition du réflexe plantaire dans la proportion de 50 0/0, une abolition des réflexes abdominal 28 fois 0/0 et crémastérien 47 fois 0/0.

D'études ayant exclusivement porté sur des déments catatoniques, M. Chenais (1) conclut que le réflexe patellaire est constamment exagéré et que le réflexe achilléen l'est aussi dans la plupart des cas. Il a observé que le réflexe cutané du fascia lata est presque toujours diminué ou aboli, jamais exagéré, que le réflexe de Babinski est le plus souvent dissocié et que les autres réflexes sont normaux.

Du côté des yeux, M. Chenais a observé que les malades réagissent normalement à la lumière et à l'accommodation, que le réflexe cornéen est normal et, 10 fois sur 19 malades, il a constaté l'existence du réflexe paradoxal à la lumière de Pilcz. Dans le même ordre d'idées, MM. Sérieux et Masselon ont observé des troubles du réflexe lumineux 77 fois 0/0 et du réflexe accomodateur 78 fois 0/0. Enfin, M. Mignot donne une proportion de troubles du réflexe lumineux de 62 0/0, dont 7 0/0 d'abolition et 12 0/0 de troubles du réflexe accommodateur (2).

Nous résumons dans le tableau ci-dessous le résultat de nos propres recherches :

(1) L. Chenais, *Recherches sur les symptômes physiques de la démence précoce à forme catatonique*, thèse de Paris, 1902.
(2) Sérieux et Masselon, *loc. cit.*

N° d'ordre des malades	Réflexe irien à la douleur	Réflexe irien à la lumière	Réflexe irien à l'accommodation	Réflexe cornéen	Réflexe pharyngien	Réflexe crémastérien	Réflexe patellaire	Réflexe plantaire
				Déments paranoïdes				
				Hommes :				
1	nul à G.	diminué à G.	diminué à G.	diminué	aboli	normal	normal	exagéré à G.
5	normal	diminué à D.	normal	normal	diminué	diminué à D.	diminué à D.	extension à D.
6	normal	normal	normal	normal	normal	diminué à G. aboli à D.	diminué à G. exagéré à D.	extension et exagéré à G.
8	normal	à oscillations	paresseux	diminué	aboli	normal	normal	diminué
9	normal	normal	normal	normal	aboli	normal	diminué	diminué
				Femmes :				
12	normal	aboli à G. paradoxal à D.	normal	normal	diminué	»	diminué	diminué à D.
13	normal	normal	normal	normal	aboli	»	exagéré à G.	normal
				Déments hébéphréniques				
				Hommes :				
2	diminué à D. aboli à G.	à oscillations	normal	exagéré	exagéré	aboli à D.	normal	normal
4	normal	paradoxal à G.	normal	exagéré	diminué	aboli	diminué à G.	extension et exagéré
10	normal	diminué	normal	diminué	diminué	» (cryptorchidie)	normal	normal
				Femmes :				
17	normal	normal	normal	normal	aboli	»	aboli	diminué
18	normal	normal	normal	normal	aboli	»	normal	diminué

N° d'ordre des malades	Réflexe irien à la douleur	à la lumière	à l'accommodation	Réflexe cornéen	Réflexe pharyngien	Réflexe crémastérien	Réflexe patellaire	Réflexe plantaire
Déments paranoïdes								
Hommes :								
3	normal	paradoxal	normal	normal	normal	diminué	diminué à D.	diminué à G. aboli à D.
7	aboli	diminué à G. aboli à D.	normal	normal	diminué	diminué à G.	diminué	diminué à G.
Femmes :								
11	normal	à oscillations à D.	normal	diminué	diminué	»	exagéré	normal
13	normal	exagéré à G.	normal	diminué	aboli	»	exagéré	diminué
14	normal	normal	normal	diminué à G.	diminué	»	exagéré	exagéré extension à G.
16	normal	normal	normal	»	»	»	»	»

Le pourcentage de ces troubles nous donne, par formes de la maladie :

Catatonie :

Réflexes douloureux 14 0/0, lumineux 57 0/0, accommodateur 14 0/0, cornéen 42 0/0, pharyngien 71 0/0, crémastérien 66 0/0, patellaire 71 0/0, plantaire 85 0/0 ;

Hébéphrénie :

Réflexes douloureux 20 0/0, lumineux 60 0/0, accommodateur 0 0/0, cornéen 60 0/0, pharyngien 80 0/0, crémastérien 66 0/0, patellaire 40 0/0, plantaire 60 0/0 ;

Paranoïdes :

Réflexes douloureux 16 0/0, lumineux 66 0/0, accommodateur 0 0/0, cornéen 60 0/0, pharyngien 80 0/0, crémastérien 100 0/0, patellaire 100 0/0, plantaire 80 0/0.

Si nous ne tenons plus compte des formes, nous obtenons le pourcentage suivant :

Réflexes douloureux 16 0/0, lumineux 50 0/0, accommodateur 11 0/0, cornéen 52 0/0, pharyngien 87 0/0, crémastérien 74 0/0, patellaire 70 0/0, plantaire 75 0/0.

On voit donc la différence qui existe suivant la façon de compter et suivant que l'on s'adresse exclusivement à telle ou telle forme. D'autre part, il importe de savoir ce que sont ces troubles, de savoir aussi s'il est bien scientifique de mêler et de confondre, dans une même statistique, de simples diminutions de réflexes et des abolitions ? Nous ne le croyons pas ; nous estimons qu'en réalité et, étant donné surtout que, dans l'évaluation d'un réflexe, le coefficient personnel de l'observateur joue un rôle considérable, il ne faut tenir un compte absolu que des variations très marquées, indiscutables et qui, véritablement, par leur importance, par leur constance et par leur coexistence avec d'autres troubles indéniables du système nerveux, peuvent être retenues, parce qu'elles font partie d'un complexus symptomatique où elles ont une signification et par conséquent une valeur.

En réalité, si l'on fait un examen critique rigoureux des anomalies dont nous venons de dresser le tableau, on sera obligé de reconnaître que bien peu, parmi elles, doivent être retenues.

Il faut au surplus ne pas oublier et malgré ce qui en a été dit, Kraepelin, le père même de la démence précoce l'a toujours affirmé et nos modestes recherches personnelles le confirment (1), que la démence précoce survient, presque toujours, chez des individus tarés ; or, les dégénérés et les héréditaires présentent toujours des anomalies de la réflectivité analogues et de valeur très comparable à celles que nous venons de signaler.

Notre sentiment est donc que s'il existe bien des troubles des réflexes dans la démence précoce, ces troubles ont une importance minime, ne sont que de simples anomalies semblables à celles que l'on observe, dans le même ordre d'idées, chez les individus tarés. En admettant même qu'elles eussent la valeur qu'on a cherché à leur prêter, ces anomalies sont trop variables, comme siège, comme intensité et comme persistance pour qu'elles puissent contribuer à l'explication de troubles fonctionnels qui se présentent avec des allures toujours semblables à elles-mêmes.

IV. RECHERCHES SUR LE TEMPS DE RÉACTION

Les résultats négatifs fournis par l'étude du travail et de la fatigue musculaires et par celle des réflexes, nous obligent à rechercher plus haut encore les causes prochaines des troubles de la motilité. C'est dans ce but et dans cet esprit que nous avons entrepris quelques recherches sommaires sur le temps de réaction chez les déments précoces.

Cette étude n'a pas pour objectif de mesurer l'attention et, non plus, celui d'évaluer la vitesse de la transmission nerveuse. Tout en nous fournissant, sur ces divers points, des indications précieuses, elle se propose simplement de rendre compte du temps de réaction aux excitations et des conditions de l'irritabilité réflexe.

Ce sont là des recherches qui ont souvent été tentées et sur lesquelles nous possédons, déjà, des documents assez nombreux.

(1) L. Lagriffe, Recherches sur l'hérédité dans les maladies mentales, *Archives d'anthropologie criminelle*, 1910, p. 490.

Bien qu'elles n'aient pas été entreprises dans le même but, ces recherches antérieures sont très importantes pour nous, en ce qu'elles nous fournissent des matériaux très intéressants sur le temps de réaction chez les individus normaux.

En 1875, Vintschgau et Hönigschmied ont indiqué comme temps de réaction moyen, chez les individus normaux, après excitations tactiles : 0" 1563 — 0" 1790 — 0" 1299 (1).

En 1888, M. A. Rémond (de Metz), dans une thèse inaugurale qui, aujourd'hui encore, reste le meilleur guide pour l'étude de ces questions (2), employant, lui aussi, des excitations tactiles, donne comme temps moyen le chiffre de 0" 1632.

Pour les excitations auditives, Wundt (3) note les résultats suivants : Wundt 0" 167 — Hirsch 0" 149 — Hankel 0" 1505 — Exner 0" 136.

Obersteiner, cité par Vaschide et R. Meunier (4), a conclu, de ses recherches sur le temps de réaction, à un ralentissement général de toutes les fonctions mentales dans la *période d'affaiblissement* psychique qui précède l'imbécillité (?).

Buccola, en 1885, a noté chez les déments un allongement considérable du temps de réaction. Cet allongement du temps de réaction, caractéristique de ce qu'il appelle l'atrophie de l'attention, a été signalé aussi par Ribot, en 1889, dans les troubles hystériques et la psychasthénie.

M. Rémond a remarqué que le temps de réaction subit, chez les persécutés et les hallucinés, un allongement constant déjà noté par Vintschgau, Obersteiner et Buccola et il attribue cet allongement à la distraction causée par le délire.

Enfin, M. A. Marie a lui aussi observé un allongement considérable du temps de réaction chez les déments (5).

Tous ces résultats sont assez peu comparables entre eux, en

(1) Cité par Vaschide et Meunier, *La pathologie de l'attention*. Paris, Bloud, 1908.

(2) A. Rémond, *Contribution à l'étude de la vitesse des courants nerveux et de la durée des actes psychiques les plus simples à l'état normal et à l'état pathologique*. Thèse de Nancy, 1888.

(3) Wundt, *Éléments de psychologie physiologique*, traduit par le Dr Elie Rouvier, Paris, Alcan, 1886.

(4) Vaschide et Meunier, *loc. cit.*

(5) A. Marie, *loc. cit.*

raison de la différence du matériel employé par les différents auteurs et de l'excitant choisi.

Le procédé que nous avons adopté pour nos recherches est analogue à celui qui servit autrefois à Patrizzi et qui, plus récemment, a été utilisé par M. Pierre Janet. Les temps de réaction ne sont pas lus sur un chronomètre de Hipp ou de d'Arsonval, mais ils sont inscrits sur le tambour enregistreur de Marey à l'aide d'un signal électrique. L'excitant employé a été le son d'un timbre ; mais, à la différence de M. Janet, nous n'avons pas cru devoir nous servir d'un signal automatique ; pour éviter l'automatisme et la stéréotypie des réactions, nous avons adopté, malgré ses inconvénients, le signal à main. Enfin, nous avons tenu compte de tous les temps obtenus et nous n'avons pas, comme la plupart des auteurs, cru devoir négliger les premiers, de manière à obtenir une accoutumance. Nous nous sommes contenté, avant chaque essai, d'expliquer au malade, par une démonstration, ce que nous désirions obtenir de lui.

Nous avons fait, tout d'abord, un certain nombre d'essais chez des individus normaux, de manière à posséder un point de comparaison établi sur des recherches faites dans les mêmes conditions que celles que nous nous proposions d'entreprendre.

Description sommaire du matériel employé et de la technique suivie. — Dans le circuit électrique fourni par un élément Leclanché ont été intercalés : un électro-aimant (signal électrique) agissant sur une plume de fer doux qui se déplace sur le cylindre enregistreur de Marey et un timbre à son clair sur lequel frappe un marteau à main. Le courant aboutit d'un côté au timbre et de l'autre côté au marteau. Chaque fois que le marteau frappe sur le timbre, le courant passe, la plume de fer doux est attirée et se déplace sur le tambour enregistreur. Sur un point de leur parcours, chacun des fils conduisant le courant au timbre et au marteau est dédoublé de manière à amener le courant dans une presselle semblable à celle en usage dans le dispositif du chronomètre électrique de d'Arsonval. Toutes les fois que le sujet en expérience serre la presselle, le courant passe, le morceau de fer doux est attiré et traduit son déplacement par une inscription sur le tambour de Marey. L'inscription faite au moment de la chute du marteau ne saurait être confondue avec celle déterminée par la compression de la presselle, car la première est constituée par un simple trait ou par un angle très aigu, tandis que la deuxième l'est par un angle très ouvert ou, plus souvent encore, par une petite courbe à plateau ; sauf dans les cas de temps de réaction très retardé, il est préférable de donner au cylindre enregistreur une vitesse assez considérable, celle qui correspond au déplacement angulaire de un tour en 9 secondes étant préférable.

Le tambour enregistreur tournant à une vitesse calculée au métronome, il est facile de calculer son déplacement en millimètres à la seconde; il suffit ensuite de mesurer la distance qui sépare l'excitation de la réaction et de diviser le chiffre obtenu par celui qui représente le déplacement du cylindre dans une seconde, pour connaître facilement et rapidement le temps de réaction.

Les recherches faites sur les individus normaux nous ont donné des temps de réaction très bas, des temps de réaction très élevés et des temps de réaction moyens. Les moyennes effectuées pour chaque individu nous ont donné comme chiffre le plus élevé 0" 231, comme chiffre le plus bas 0" 0764 et comme chiffre moyen 0" 16195. Un certain nombre de particularités doivent être mentionnées : le premier temps obtenu est toujours assez long et, fort souvent, il est le plus long de ceux obtenus au cours du même essai ; on observe ensuite une sorte d'alternance, plus ou moins régulière, de temps plus courts et de temps plus longs. Cette même alternance se remarque aussi, mais moins régulière, dans la succession des moyennes chez le même individu. Nous avons enfin observé, chez les individus qui donnent les temps de réaction les plus bas, un raccourcissement progressif des temps de réaction moyens jusqu'à l'établissement d'une moyenne qui paraît ne plus pouvoir être dépassée, dans le sens du raccourcissement.

Nous basant sur les moyennes les plus fortes obtenues, nous considérerons comme dépassant la normale les chiffres supérieurs à 0" 231.

Voici maintenant les chiffres que nous avons obtenus chez les malades observés :

TEMPS DE RÉACTION

I. — Catatoniques

Hommes :

N° 1 - F..... : 1"14 - 1" - 1"28 - 0"857 - 0"857 - 1"28 - 1"14 - 1"57
1"42 - 1"14 - 1"42 - 1"57 - 1" - 1"14 - 1"85 - 1"
0"857 - 0"571.
Moyenne : *1"16*

N° 5 - Fo.... : 0"285 - 0"285 - 0"285 - 0"428 - 0"285 - 0"428 - 0"428
0"428 - 0"485 - 0"428 - 0"285 - 0"514 - 0"285 - 0"428
0"428 - 0"285 - 0"285 - 0"285 - 0"342 - 0"371 - 0"570
0"285 - 0"285 - 0"342 - 0"285 - 0"285 - 0"371 - 0"285
0"285.
Moyenne : *0"361*

N° 6 - T..... : 3"42 - 2"85 - 2"85 - 1" - 1"85 - 2"57 - 1" - 1"42 - 2"
2"57 - 1" - 2"71 - 1"71 - 2"42.
Moyenne : *2"52*

N° 8 - P..... : 0"428 - 1" - 2" - 0"714 - 0"857 - 2" - 1"857 - 1"285 -
1" - 0"285 - 0"857 - 1" - 0"857.
Moyenne : *1"087*

N° 9 - J..... : 0"714 - 0"857 - 0"857 - 0"857 - 0"571 - 0"714 - 0"714
0"857 - 2" - 0"714 - 0"571 - 0"571 - 0"571 - 0"571
0"428 - 0"571 - 0"714 - 0"571 - 0"714 - 0"714.
Moyenne : *0"742*

Femmes :

N° 12 - T..... : Essai impossible ; arrêt beaucoup trop considérable ; ne répond pas aux excitations.

N° 15 - F..... : 0"576 - 0"363 - 0"213.............. Moyenne : 0"384
0"602 - 0"664 - 0"226.............. — : 0"497
1"016 - 0"339 - 0"339 - 0"263 - 0"376 — : 0"466
0"250 - 0"225 - 0"250 - 0"250 - 0"933 — : 0"383
0"326 - 0"288 - 0"476 - 0"313 - 0"301 — : 0"340
0"602 - 0"326 - 0"351 - 0"326 - 0"313 — : 0"383
0"301 - 0"376 - 0"301 - 0"476 - 0"401 — : 0"371
0"339 - 0"351 - 0"326.............. — : 0"338
0"376 - 0"476 - 0"933 - 0"614 - 0"401 — : 0"564
Moyenne : *0"414*

II. — Hébéphréniques

Hommes :

N° 2 - B...... : 2"361 - 1"303.................. Moyenne : 1"933
1"538........................... — : 1"538
° - 0"619........................ — : 0"619
0"256 - 0"790.................... — : 0"523
° - ° - 1"623.................... — : 1"623
1"474........................... — : 1"474

Moyenne : *1"818*

N° 4 - T...... - 3"85 - 3" - 0"714 - 0"714 - 0"714 - 2"71 - 3"85 - 1"14
0"857.

Moyenne : *1"949*

N° 10 - M..... : 7" - 4"28 - 1"14 - 3" - 4"71. Fin de l'essai impossible.

Moyenne : *4"02*

Femmes :

N° 17 - M.... : 0"514 - 0"714 - 0"428 - 0"285 - 0"570 - 0"285 - 0"285
0"570 - 0"285 - 0"570 - 0"570 - 0"285 - 0"285 - 0"285
0"228 - 0"570 - 0"285 - 1"14 - 0"285 - 0"285 - 0"228.

Moyenne : *0"426*

N° 18 - Gu.... : 0"734 - 0"441 - 0"4034.

Moyenne : *0"5268*

III. — Paranoïdes

Hommes :

N° 3 - P....... : 0"0857 - 0"228 - 0"228 - 0"257 - 0"228 - 0"428
0"285 - 0"257 - 0"428 - 0"142 - 0"2 - 0"142 - 0"142
0"2 - 0"142 - 0"428 - 0"228 - 0"142 - 0"428 - 0"285
0"285 - 0"2 - 0"228 - 0"285 - 0"0857 - 0"285.

Moyenne : *0"241*

N° 7 - J....... : 0"857 - 1"28 - 1"14 - 0"857 - 2"83 - 1"57 - 1"71 - 3"
1"71 - 1"42.

Moyenne : *1"64*

Femmes :

N° 11 - P.... : 0"6 - 0"697 - 0"769.................. Moyenne : 0"688
1"201 - 0"336 - 0"576............ — 0"701
0"456 - 0"624.................... — 0"540
0"432 - 0"480 - 0"6.............. — 0"504
0"336 - 0"085 - 0"408............ — 0"376
0"312 - 0"384 - 0"360............ — 0"352
Moyenne : *0"560*

N° 13 - Fo... : 2"145 - 0"428 - 0"570 - 0"285 - 0"428 - 0"428 - 0"285
0"857 - 0"570 - 0"285 - 0"714 - 0"857 - 0"570 - 0"570
1"285 - 0"857 - 0"285 - 0"570 - 0"857 - 1"14.
Moyenne : *0"699*

N° 14 - G.... : Essai impossible; se refuse même, par défiance, à prendre la presselle.

N° 16 - Ge... : Se refuse à tout essai, de quelque nature soit-il.

Nos recherches sont évidemment trop peu nombreuses pour que, nous appuyant sur elles, nous soyons autorisé à porter un jugement ferme. Cependant, si restreintes soient-elles, elles n'en conservent pas moins une valeur relative, et, à moins que nous ne soyons tombé sur des cas absolument anormaux, ce qui ne paraît pas vraisemblable, nous sommes en droit de faire un peu état de ce qu'il nous a été permis d'observer.

Or, nous voyons que les temps de réaction ont été, chez ces déments précoces, constamment supérieurs à la moyenne la plus haute observée chez les individus normaux; que ces temps de réaction sont plus allongés chez les déments hébéphréniques que chez les déments catatoniques et plus allongés chez ces derniers que chez les déments paranoïdes. Les diverses particularités dans la succession des temps, signalées chez les normaux, se retrouvent encore ici, quoiqu'avec une netteté moins grande. Le trop petit nombre de femmes examinées ne nous permet pas de tenir compte de ce fait que, chez elles, l'allongement a été moins considérable que chez les hommes.

Il semble donc qu'il existe, chez les déments précoces, un retard. En l'absence d'altérations organiques des organes sensoriels et, dans l'espèce envisagée ici, de l'ouïe, ce retard provient soit d'un retard de transmission entre le relais perception et le relais aperception, soit d'une altération de ce dernier relais, soit enfin d'un retard entre les deux relais aperception et réaction. Les modifications dans la transmission ne pourraient s'expliquer que par des altérations des filets nerveux qui sont préposés à la conduction des impressions périphériques et des ordres centraux. Or, de telles altérations n'ont pas été rencontrées dans la démence précoce. Il convient donc de rechercher maintenant si des altérations ont été observées au niveau du deuxième relais, c'est-à-dire au niveau du neurone. C'est ce qui va faire l'objet du prochain paragraphe.

V. ANATOMIE PATHOLOGIQUE DU CERVEAU DANS LA DÉMENCE PRÉCOCE

L'obsession qui nous poursuit de la démence précoce pendant de la paralysie générale a déterminé un gros effort dans le sens de l'anatomie pathologique de cette affection. Malheureusement, l'étude de ce chapitre de la maladie de Kraepelin ne saurait être abordée qu'avec beaucoup de réserves. La démence précoce, en effet, est une affection qui présente fort souvent des améliorations au moins très voisines de la guérison et si, au moment où le malade sort de la maison de santé, nous sommes parfois certains que sa guérison n'est pas encore complète et qu'il n'est qu'amélioré, nous ne savons pas, dans la plupart des cas, ce qu'il adviendra de lui par la suite; s'il restera toujours simplement amélioré, s'il ne viendra pas un jour où il sera complètement guéri et où l'on pourra affirmer qu'il n'a pas été atteint de démence précoce; nous ne savons pas, non plus, s'il ne sera pas ultérieurement interné ailleurs. D'un autre côté, à l'égard des malades dont l'internement est définitif et qui meurent après vingt ou quarante ans d'asile et quelquefois beaucoup plus, il est difficile, au moment de l'autopsie, de dire quelles sont, parmi les lésions macroscopiques ou microscopiques rencontrées, celles qui peuvent, sans causes d'erreur, et avec certitude, être mises sur le compte de la démence précoce elle-même; être séparées de celles qui sont causées par les progrès de l'âge, par l'affection intercurrente qui a causé la mort et qui, si minime soit-elle, est toujours capable de produire des déterminations sur un cerveau aussi prédisposé que celui d'un dément précoce, ne serait-ce que par le fait de la maladie elle-même, si l'on fait abstraction de tout ce qui peut avoir trait à la prédisposition héréditaire primitive de ces malades. D'autre part enfin, fréquents sont les cas dans lesquels la mort survient dans les tout premiers temps de la maladie et où, après avoir fait le diagnostic de démence précoce, on s'aperçoit à l'autopsie que le syndrôme observé était symptomatique d'une maladie nettement caractérisée, qu'en réalité on a commis une erreur de diagnostic; cette erreur est fréquente au cours de la méningite tuberculeuse chez les adolescents.

M. Chantemesse a signalé, il y a bien longtemps, ces formes anormales de la méningite; depuis, de nombreux cas en ont été signalés et, parmi ceux-ci, je me contenterai de citer, parce que les plus récents, ceux qui ont été publiés par M. Wahl (1).

On a ébauché une sorte d'historique de ce chapitre et l'on a trouvé dans Parchappe des indications qui ont peut-être seulement le défaut de ne pas s'appliquer, d'une manière très évidente, à la démence précoce telle que nous la connaissons aujourd'hui. Il n'est pas toujours très facile, en s'aidant d'observations par trop anciennes, de faire des diagnostics rétrospectifs.

Parchappe a remarqué que, dans la démence précoce, les lobes antérieurs sont plus étroits, plus courts, plus pointus, que les circonvolutions sont amincies, que les sillons ont une tendance à s'effacer. Il a observé, enfin, que cette atrophie intéresse beaucoup plus la substance grise que la substance blanche.

Marcé, le premier, a décrit des lésions histologiques : atrophie et déformation des tubes nerveux, destruction et dégénérescence graisseuse des cellules nerveuses dont les connexions sont rompues.

Plus près de nous, Kahlbaum, en 1874, a décrit dans la catatonie au début, une hyperplasie, suivie ensuite d'une atrophie

(1) Wahl : A propos de cas rares et anormaux de méningite tuberculeuse. *Société médicale de l'Yonne*, 2 février 1911.

du cerveau. L'arachnoïde est opaque, surtout au niveau de la base et l'exsudat arachnoïdien est également prédominant au niveau de la fosse sylvienne, ainsi qu'au niveau des deuxième et troisième frontales.

Alzheimer a observé, dans des cas aigus de catatonie, des altérations des cellules de l'écorce, surtout au niveau des couches profondes : tuméfaction notable des noyaux, plissement de la membrane nucléaire, rétraction dégénérative du corps cellulaire et néoformation des fibrilles névrogliques qui entourent les cellules.

Hecker a pu faire l'autopsie d'un hébéphrénique chez qui il a observé une pachyméningite localisée aux lobes frontaux, avec injection de la pie-mère : au dessous, le cerveau était pauvre en circonvolutions, la substance corticale était hyperhémiée et les ventricules étaient dilatés. La pachyméningite était moins intense au niveau de la moelle.

Nissl, dans des cas à évolution chronique, a noté des modifications profondes des cellules avec destruction du noyau. Mais il n'a pas observé d'atrophie de l'écorce. Les couches profondes renferment des cellules névrogliques, nombreuses et grandes, en voie de régression. De gros noyaux névrogliques entourent les cellules malades de l'écorce et certains les envahissent.

La contribution la plus importante, qui ait été apportée jusqu'ici à l'étude histologique du cerveau dans la démence précoce, est celle de M. Klippel (1). Il distingue dans la démence précoce des lésions préalables d'ordre congénital et celles-ci ne nous occupent pas, des lésions immédiates et des lésions consécutives, ces dernières banales. Les lésions immédiates, les seules importantes en l'occurrence, sont principalement localisées sur les centres d'association et particulièrement sur les neurones. Il s'agit d'une atrophie du neurone avec abrasion de ses prolongements et évolution granulo-pigmentaire de sa substance protoplasmique. En somme, les caractères histologiques de la démence précoce sont les mêmes que ceux de la démence vésanique.

Des observations éparses publiées jusqu'ici on peut retenir

(1) Klippel et Lhermitte, Démence précoce, Anatomie pathologique et pathogénie. *Revue de psychiatrie*, février 1904.

les suivantes : M. Matschenko (1) a noté une diminution du nombre des cellules qui présentent une dégénérescence pigmentée et graisseuse avec désagrégation des fibres d'association, ces lésions étant surtout marquées dans les lobes frontaux. Cet auteur a constaté des altérations vasculaires qu'il considère comme primitives.

M. W. Rush Dunton (2), chez un catatonique mort de tuberculose deux ans et demi après le début de la maladie, a observé : dans les grandes cellules des circonvolutions frontales, de la pigmentation commençante, de la chromatolyse centrale, de la dégénérescence anguleuse avec chromatolyse en amas à la périphérie ; prolongements courts et fracturés, altérations nucléaires. Dunton signale aussi des altérations de la névroglie.

Dans un deuxième cas (3), l'auteur a observé les mêmes altérations auxquelles s'ajoute une fréquente torsion des cellules pyramidales sur leur axe.

Les constatations faites par MM. Legrain et Vigouroux (4), chez un dément catatonique, dégénéré, mort de tuberculose à 23 ans, sont, pour ainsi dire, négatives.

M. Agostini (5), chez quatre déments hébéphréno-catatoniques, a observé des altérations diffuses de tout le manteau cortical, plus particulièrement au niveau des circonvolutions frontales, de la zone rolandique, des circonvolutions temporales et, cela, surtout dans l'hémisphère gauche : vacuolisation, atrophie, désintégration et disparition des cellules, agglutination du réticulum neuro-fibrillaire, diminution des fibres d'association.

Nous ne parlons pas des observations publiées de malades autopsiés 15 et 20 ans après le début de leur maladie et où, au contraire de ce qui a été fait par M. Klippel, le départ n'a pas été établi entre les différentes lésions rencontrées.

Il est incontestable que les diverses constatations faites ne concordent nullement les unes avec les autres. Certes, les alté-

(1) Matschenko, *Revue neurologique*, 1900, p. 76.

(2) W. Rush Dunton, Report of a case of dementia praecox with autopsy. American journ. of insanity, 1903. Anal. in *Annales médico-psych.*, 1903, tome II, p. 312.

(3) Rush Dunton, loc. cit., *Annales médico-psych.*, 1905, tome I, p. 331.

(4) Legrain et Vigouroux, *Société médico psychologique*, 20 octobre 1905. *Annales médico-psych.*, 1906, t. I, p. 97.

(5) Agostini, Sur l'anatomie pathologique des centres nerveux dans la démence primitive. *Annali del manicomio provinciale di Perugia*, 1907, fasc. I et II.

rations cellulaires signalées sont toutes semblables; nous avons montré, autrefois, que la cellule nerveuse n'a pas plusieurs façons de réagir. Le tout serait de savoir si ces altérations qui, partout, ont été signalées, sont primitives ou secondaires, non pas par rapport à des altérations vasculaires, mais à des altérations subies par les prolongements. Il importe, en effet, de remarquer que ces altérations des prolongements sont celles qui sont le plus fréquemment signalées et par tous les auteurs : c'est la seule notion qui soit de consentement universel. A côté de cela, il convient de noter que, sauf quelques exceptions, les lésions sont ordinairement localisées sur les lobes frontaux. Les localisations cérébrales ont perdu, depuis très longtemps, l'importance capitale qu'on leur attribuait autrefois; mais l'existence d'une zone sensitivo-motrice nettement définie n'en reste pas moins un fait acquis dans la physiologie cérébrale. Il s'ensuit donc que la localisation des altérations histologiques de la démence précoce au niveau des lobes frontaux, met hors de cause la région des centres supérieurs qui pourrait caractériser les troubles moteurs ; dans ces conditions nous pouvons dire, en confrontant les résultats consignés dans ce chapitre avec ceux que nous avons exposés dans les précédentes parties de ce travail, que les troubles moteurs de la démence précoce n'ont pas une origine directement organique.

CONCLUSIONS

1° Les phénomènes moteurs ne peuvent, dans ce complexus auquel on donne le nom de démence précoce, caractériser nettement que la forme dite catatonique; celle-ci, en dehors de toute question doctrinale, est la seule qui, au point de vue de la motricité, semblerait avoir une existence bien autonome. Mais la réalité de cette autonomie est très ébranlée par le fait que es phénomènes moteurs constituent un ensemble se retrouvant au cours de syndrômes mentaux qui ne sont pas de la démence précoce: ces syndrômes mentaux sont les états confusionnels, que ces états confusionnels apparaissent dans l'enfance, dans l'adolescence, dans l'âge mur ou dans la vieillesse; qu'ils reconnaissent pour cause une intoxication, une infection (intoxination), des altérations cérébrales disséminées dues à un traumatisme, à la sénilité ou à toute autre cause.

2° Les troubles du mouvement que l'on observe au cours de la démence hébéphrénique et de la démence paranoïde participent, eux aussi, d'états divers, formes d'excitation en général, démences vésaniques et, ici aussi, états de confusion.

3° Ces phénomènes moteurs, ne semblent pas, comme l'a dit Kraepelin des phénomènes cliniques généraux de la démence précoce, pouvoir être mis directement sur le compte de lésions profondes des éléments cellulaires de l'écorce cérébrale, en ce sens que les lésions observées laissent à la fonction musc... ire toute sa potentialité et lui permettent de redevenir, suiv... les circonstances, égale à ce qu'elle était autrefois.

4° Ces troubles présentent donc les caractères de ceux auxquels on donne, pour la commodité de l'étude, le nom de troubles fonctionnels. Il faudrait, pour que nous puissions nous prononcer d'une façon formelle sur leur nature, que nous ayons des certitudes sur l'origine du mouvement volontaire.

« L'origine du mouvement volontaire » dit Mosso « a toujours été le principal écueil de la physiologie, et malheureusement, c'est un problème si important que tous doivent s'en occuper et spécialement les philosophes » ; mais, malgré cet appel déjà ancien, cette origine n'est pas encore élucidée et, de ce côté là, nous ne sommes pas plus avancés que les physiologistes ne le furent, après qu'au XVIIe siècle Alphonse Borelli eût publié ses derniers travaux.

Pourtant, le mécanisme d'une fonction ne tient pas exclusivement dans ses origines et notre curiosité peut s'exercer avec fruit sur son développement et sur ses conditions mécaniques. Les travaux de Flechsig sur les centres d'association, qui ont eu pour heureux effet de modérer, dans ce qu'elle avait d'excessif, la doctrine des localisations cérébrales, nous ont ouvert, de ce côté là, un champ qu'il n'est jamais sans profit d'explorer. Les recherches histologiques faites dans la démence précoce en sont une preuve évidente : toutes, ou du moins la plupart, et, dans tous les cas, celles qui ont été le plus patiemment suivies, ont abouti à un résultat qui corrobore des inductions anciennes : les lésions observées sont presque exclusivement cantonnées dans le grand centre d'association frontal ou antérieur, elles intéressent les corps des neurones et, surtout, leurs prolongements. Ce n'est donc plus seulement une hypothèse que de considérer les manifestations cliniques du syndrôme dans lequel on observe de telles altérations, comme l'expression de troubles de l'association.

Dans la démence précoce, en effet, plus qu'ailleurs, le cerveau apparait véritablement comme ayant perdu ces qualités qui font de lui le *grand harmonisateur* de Blainville. Mais, qui dit harmonisation dit par cela même régulation ; or, la régulation cérébrale tient tout entière dans l'inhibition. Il semble bien que, dans la démence précoce, cette inhibition soit en défaut. Les altérations d'au moins un centre d'association et du plus important, peut-être, ne peuvent avoir pour résultat que d'appauvrir le champ de la conscience ; de telle sorte que les rares représentations capables d'y surgir, ne rencontrant plus devant elles des représentations antagonistes préexistantes ou par elles provoquées, stationnent longtemps et déterminent ce que M. Ettore Patini (1) a appelé la persévération des fonctions psycho-physiques. Aussi, en l'absence d'un motif contrastant, le processus inhibiteur ne peut agir et toute régulation disparaît. Mais, le trouble de l'inhibition ne se résume pas seulement dans cette absence d'évocation d'un autre motif ; il tient encore à l'impossibilité probable où se trouve le dément précoce d'évoquer ou de retenir plusieurs motifs à la fois dans le champ de sa conscience ; aussi s'il advient quelquefois qu'une idée évoque dans ce champ l'idée antagoniste, cette dernière devient prédominante et le négativisme se produit.

Ainsi, les troubles moteurs de la démence précoce apparaissent, non pas comme des troubles de la fonction motrice, mais bien plutôt comme des troubles de l'expression motrice : les muscles répondent normalement à des incitations dont les conditions sont faussées, parce que les excitations ne déterminent plus, dans les centres d'association, les réflexes dont les incitations doivent être la résultante ou ne provoquent ces réflexes qu'en nombre insuffisant. Dans la démence précoce, la richesse cérébrale peut persister, mais elle demeure à peu près latente et ne parvient à s'actualiser que d'une façon extrêmement précaire : la réflectivité cérébrale est troublée.

C'est assurément dans ce sens, voies d'association et réflexes cérébraux, qu'avec Freud et M. N. Kostyleff (2) nous croyons qu'il convient d'orienter l'étude des phénomènes les plus divers de la démence précoce.

Cette orientation, d'ailleurs, n'intéresse pas seulement cette dernière. Les rapports très étroits de causalité et d'expression clinique qui la rapprochent, d'une façon peut-être plus qu'intime, des confusions, montrent qu'il est sans doute illusoire de chercher à la séparer d'elles anatomiquement et de s'efforcer de la localiser ailleurs que dans tout le cerveau. Malgré une

(1) E. Patini : *loc. cit.*

(2) N. Kostyleff, Nouvelles recherches sur le mécanisme cérébral de la pensée, *Mercure de France*, 16 mars 1913, p. 284.

prédominance en des régions qui commencent à se préciser, il paraît *à priori* impossible que la démence précoce ne soit pas une maladie diffuse de tout le manteau ; c'est en ce sens qu'elle n'est sans doute pas une entité morbide, à l'égal des affections localisées par un processus qui ne s'étend pas et que, comme toutes les formes qui ont été décrites, elle n'est, en dernière analyse, que l'expression particulière d'une maladie mentale : la folie.

TABLE DES MATIÈRES

LE PUY-EN-VELAY. —IMPRIMERIE PEYRILLER, ROUCHON ET GAMON

www.ingramcontent.com/pod-product-compliance
Ingram Content Group UK Ltd.
Pitfield, Milton Keynes, MK11 3LW, UK
UKHW012052240726
13965UKWH00003B/1232